MÉMOIRE

sur

LES ACCOUCHEMENTS

AVEC PRÉSENTATION DU SOMMET

COMPLIQUÉS DE LA PRÉSENCE D'UN OU PLUSIEURS MEMBRES

MONTPELLIER — IMPRIMERIE GRAS

OBSTÉTRIQUE

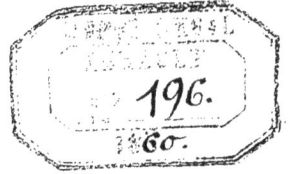

MÉMOIRE

SUR

LES ACCOUCHEMENTS

AVEC PRÉSENTATION DU SOMMET

Compliqués de la présence d'un ou plusieurs membres

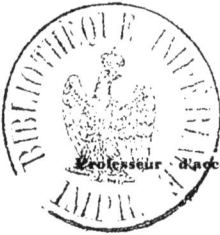

PAR

Le Dr H. PERNICE

Professeur d'accouchements à la Faculté de médecine de Greifswald

Traduit de l'allemand, avec autorisation

PAR LE DOCTEUR W. REDLICH

Chevalier de l'ordre du Medjidié
Membre correspondant de la Société de médecine de Montpellier

---

MARSEILLE
CAMOIN FRÈRES, LIBRAIRES-ÉDITEURS
1860

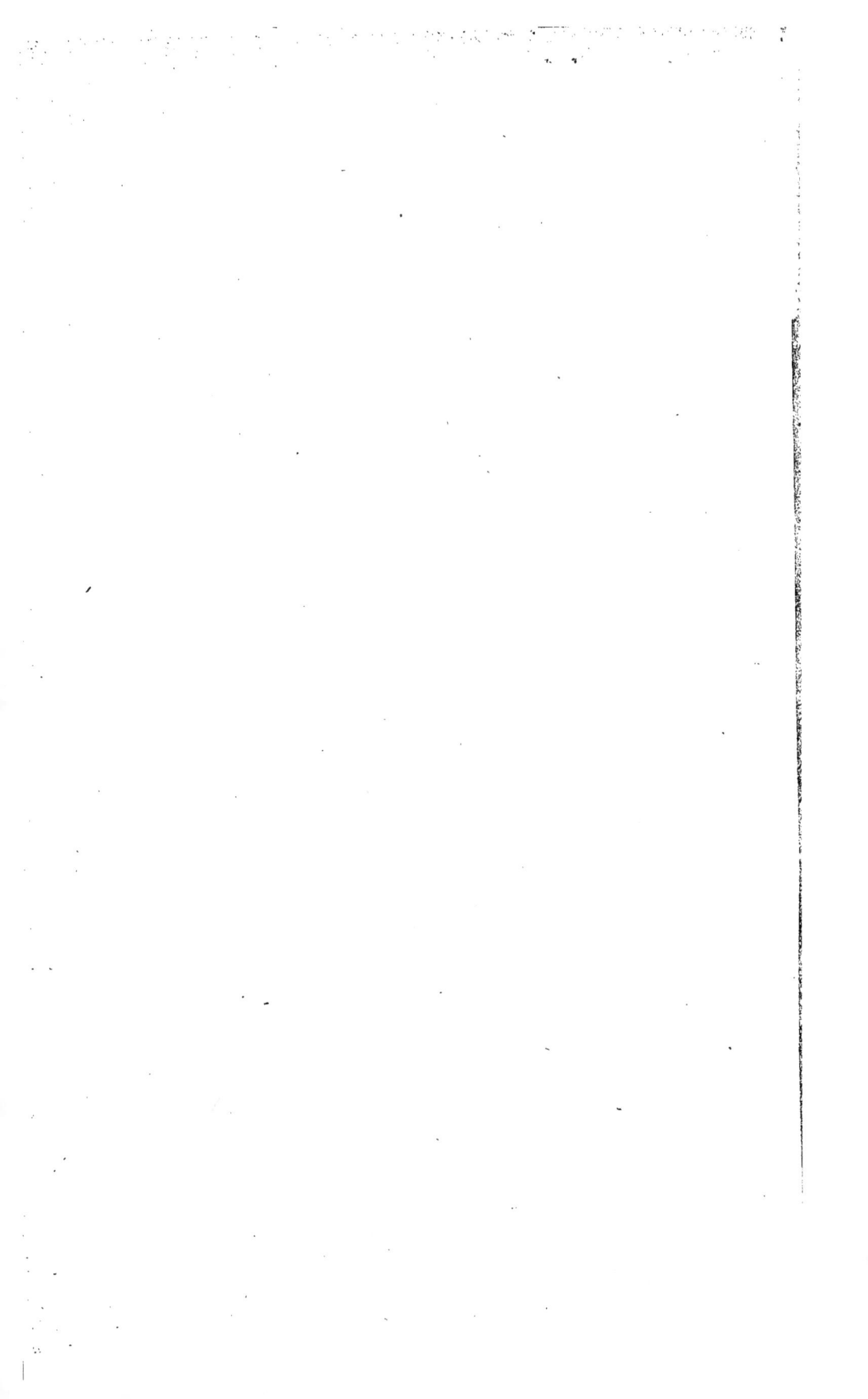

AVERTISSEMENT DE L'AUTEUR

Les accouchements compliqués de la chute d'une ou de plusieurs extrémités n'ont jamais été étudiés d'une manière attentive dans les manuels d'accouchements. Le plus souvent, les auteurs se sont contentés d'énumérer les diverses parties qui peuvent se présenter, puis ils se sont occupés des soins que réclament ces accidents, sans parvenir à se mettre d'accord sur ce point, ainsi que nous aurons occasion de le vérifier. Quelques-uns seulement ont abordé cette question d'une manière plus spéciale; parmi eux, il faut citer Wigand, Busch et principalement Credé, qui, dans un mémoire bien détaillé, lu à la Société des accoucheurs, s'est surtout appliqué à exposer le mécanisme des accouchements compliqués de la présence des extrémités supérieures.

Depuis longtemps déjà nous nous étions occupé de cette question, que nous avons pu étudier d'une manière plus

2

spéciale. Notre propre expérience nous avait d'ailleurs démontré que les recherches sur ce sujet, dispersées dans les divers journaux de médecine, ne pouvaient guider convenablement un accoucheur au début de sa carrière; aussi nous sommes-nous vu entraîné à étudier plus sérieusement ce point de la science: quelquefois nous avons différé d'opinion avec Credé, quelquefois aussi nous avons rejeté les moyens thérapeutiques proposés par d'autres auteurs.

Il est évident que dans ce travail nous avons dû rapporter les opinions des accoucheurs anciens et des modernes, ainsi que leurs procédés opératoires. Nous avons toujours exactement cité l'auteur dont nous donnions l'opinion, ainsi que l'endroit de son ouvrage afférent à ce sujet.

Dr H. PERNICE.

MÉMOIRE

sur

LES ACCOUCHEMENTS

AVEC PRÉSENTATION DU SOMMET

COMPLIQUÉS DE LA PRÉSENCE D'UN OU PLUSIEURS MEMBRES

I

CONSIDÉRATIONS GÉNÉRALES

---

§ I

La position naturelle ou ordinaire du fœtus dans le sein de sa mère dépend non-seulement de la forme et de la situation de l'organe gestateur, mais encore de l'agrandissement progressif et régulier de la cavité utérine. De même, le développement et la forme de l'utérus pendant la grossesse dépendent non-seulement de la position du fœtus, mais encore des rapports qui existent entre ce dernier et l'organe qui le contient. Si le rapport entre les deux est normal, et si, de plus, l'ampliation de la cavité correspond à l'accroissement de l'enfant, celui-ci aura pour ses mouvements actifs la place qui lui est nécessaire, et pourra par conséquent se développer librement. Par contre, si l'espace limité par les parois utérines n'est pas suffisant, les rapports se trouvent détruits, et l'on obtient presque toujours des vices de conformation simples ou multiples, résultant de la situation forcée du fœtus (ankyloses, courbures de la colonne vertébrale) (1).

D'un autre côté, il peut arriver que, par le fait d'une dilatation trop grande de la cavité utérine, il survienne des changements dans la position naturelle du produit, ce qui donne lieu alors à des positions et des présentations vicieuses ou anormales.

§ II

Les dispositions particulières de l'utérus que nous venons de mentionner ne sont pas les seules qui puissent entraîner des changements dans la position de l'enfant : il faut noter encore la présence d'une quantité d'eau dans la poche amniotique, plus considérable que dans l'état ordinaire, surtout si avec cette dernière condition le fœtus est peu développé, ou bien s'il existe une grossesse gémellaire et que, après l'expulsion prématurée d'un jumeau, l'autre continue à s'accroître jusqu'au terme de la grossesse.

Il faut tenir compte encore, dans le cas présent, des déviations primitives ou secondaires de l'organe gestateur ; déviations qui tendent à déplacer le fœtus et à le mettre dans une position qui n'est pas en rapport avec l'axe de l'utérus, et partant avec l'axe supérieur.

Les contractions irrégulières ou spasmodiques de l'organe au moment du travail exercent aussi une influence directe, dont le mécanisme est facile à comprendre. Il en est de même des vices de conformation du bassin, qui, dans une infinité de cas, modifient la position de l'enfant, principalement les vices de conformation par excès d'étroitesse, ainsi que cela résulte des observations de Michaelis (2).

Le fœtus lui-même n'est pas étranger, dans certains cas, aux changements qui surviennent dans sa propre situation ; c'est

---

(1) F.-A. Hohl, *die Geburten missgestalteter, kranker und todter Kinder;* Halle, 1850, p. 100.

(2) Michaelis, S. T., *dàs Enge Becken;* Leipzig, 1851, p. 184.

ainsi que, par un défaut de résistance aux contractions utérines, un fœtus mort, primitivement bien placé, perd plus facilement qu'un fœtus vivant les avantages d'une position naturelle.

§ III

L'intervention de l'art n'est pas indispensable dans tous les cas où la position du fœtus n'est pas naturelle. Il ne faut pas oublier que la nature se suffit quelquefois à elle-même, lorsque le travail n'est pas trop avancé, et que, en ramenant dans une position normale les parties déviées, elle prévient les dangers et les mauvaises suites d'un accouchement laborieux ou impossible : c'est ainsi, par exemple, que, dans une présentation de la tête compliquée de la chute d'un bras, l'on voit ce dernier remonter dans l'utérus et rendre, par suite, l'accouchement facile ou tout au moins possible. La nature fait ici ce qu'elle fait dans les accouchements simples ou ordinaires : elle triomphe des obstacles mécaniques qu'elle rencontre, et facilite l'expulsion de l'enfant en mettant dans une position convenable les parties qui ne sont pas convenablement placées. L'art doit donc prendre pour système d'imiter, autant que possible, les tendances de la nature, lorsque celle-ci, par ses seuls efforts, est incapable de terminer l'accouchement.

§ IV

Du reste, tous les changements ou déviations dans la position du fœtus n'ont pas le même intérêt pratique pour l'accoucheur : quand ces accidents arrivent dans des positions vicieuses, ils n'ont pas pour lui une signification aussi importante, car ce sont ces positions qui réclament toute son attention. Il en est de même si le cordon ombilical ou l'un des membres se trouve contre le siége, car alors, comme le dit Scanzoni, il n'y a aucun obstacle à l'accouchement. Au contraire, si, avec une présentation de la tête, il existe une position anormale, ou s'il y a en même temps procidence du cordon ou d'un ou plusieurs membres engagés, il y a alors des complications diverses. C'est ce que nous allons étudier.

II

CONSIDÉRATIONS PARTICULIÈRES

§ V

Dans les écrits des anciens et des plus anciens accoucheurs, nous trouvons qu'il est fait mention des accouchements avec présentation de la tête, compliqués de la descente des membres supérieurs ou inférieurs, des supérieurs et des inférieurs à la fois. En lisant attentivement la description que ces auteurs nous ont laissée, on voit qu'ils connaissent parfaitement l'influence que ces présentations pouvaient exercer sur la marche de l'accouchement, et quelle devait être la conduite de l'accoucheur en pareil cas; aussi ont-ils cherché à préciser avec soin ce qu'il convenait de faire pour prévenir ou arrêter les conséquences d'une présentation vicieuse, analogue à celle que nous venons de mentionner. Il est cependant un reproche que nous devons leur adresser ici : c'est que leur description s'éloigne, en certains endroits, du véritable sujet qu'ils ont en vue de traiter, et qu'elle renferme une foule de cas où la présentation, tout en étant anormale, n'a pas les caractères de celle dont nous parlons. C'est ainsi, par exemple, qu'ils n'ont pas établi, d'une manière assez claire et suffisamment exacte, la différence qui existe entre une présentation de l'épaule avec présence d'un bras d'avec la présentation de la tête compliquée de la chute d'un membre ; et, lorsqu'ils parlent de ces dernières présentations, ils négligent même d'indiquer dans quel sens et dans quelle situation le membre se trouve placé. (Nous pouvons en juger, du reste, par certains passages de Mauriceau (1), qui, en parlant des présentations de la tête, de l'épaule ou du coude, compli-

---

(1) F. Mauriceau, *Observations sur la grossesse et l'accouchement des femmes;* Paris, 1715 ; Obs. 310, 311, pag. 257.

quées de la présence ou de la chute d'un membre, paraît ne tenir aucun compte de ce dernier pour ne s'occuper que de la partie qui est en dessus). Malgré cela, quand ils en arrivent à parler des indications qu'il convient de remplir, ils ne manquent pas de signaler tout ce qu'il convient de faire ; ils indiquent quelle doit être la position qu'il faut donner à la femme au moment du travail, la direction des secousses qu'il faut lui imprimer, la réduction des membres, la version par les pieds et même l'embryotomie, c'est-à-dire l'amputation des membres et la détroncation, suivant les cas.

Depuis longtemps, avons-nous dit, l'on avait observé des accouchements où la présentation de la tête se trouvait compliquée de la procidence d'un ou plusieurs membres. La chute des membres supérieurs, en raison de leur fréquence relative, avait fixé l'attention des accoucheurs d'une manière toute particulière ; aussi avait-on admis que, lorsque l'enfant était à terme, cette complication était presque la seule possible, et que ce n'était que lorsque l'enfant était mort ou expulsé prématurément que l'on avait eu occasion de rencontrer, soit les deux pieds simultanément, soit les deux bras ou un seul avec un pied, soit enfin les quatre membres à la fois (1). Cette opinion est loin d'être basée sur l'expérience, ainsi que nous pouvons nous en convaincre par les citations suivantes :

Mauriceau raconte, en effet, que, dans un accouchement avec présentation du sommet, il y avait un bras et un pied à côté de la tête ; et que, dans un autre cas analogue au précédent, il y avait de plus prolapsus du cordon ombilical. Le même auteur rapporte un fait plus remarquable encore, dans lequel il a rencontré les deux mains et les deux pieds engagés avec la tête, et il a soin d'ajouter que l'enfant était vivant et entièrement développé (2).

De la Motte a consigné dans ses écrits différentes observations recueillies dans sa clientèle. Tantôt il a rencontré une main avec un pied, tantôt les deux pieds ; d'autres fois ces derniers étaient

---

(1) Busch, D. W. H., *Lehrbuch der Gerburtskunde* ; Berlin, 1842 ; pag. 350, § 740.

(2) *L. c.*, observ. 206 et 145.

compliqués de la chute du cordon, d'autres fois enfin les quatre membres se présentaient en même temps (1).

Amand (2) et Smellie (3) nous ont laissé plusieurs communications de ce genre, d'après lesquelles il est facile de se convaincre que les faits cités par Mauriceau et de la Motte ne sont pas les seuls qui soient consignés dans les recueils scientifiques des temps passés.

Si nous essayons de faire une revue des observations modernes, nous verrons que Siebold (4) cite un cas où la tête était placée entre les quatre membres ; Credé (5), un accouchement où le sommet était engagé avec un pied ; Chiari, Braun et Spath (6) ont rencontré trois fois cette dernière complication. Michaelis (7) raconte que, dans un cas analogue, il a observé l'ascension de la tête et par suite la version spontanée. Nous pouvons même citer ici deux faits remarquables : le premier nous est personnel, nous en avons été témoin pendant notre séjour à la Maternité ; et l'autre nous a été raconté par M. le professeur Hohl. Le premier se trouve consigné dans la dissertation du docteur Laue (8) ; il s'agit d'un accouchement double, accouchement dans lequel le premier enfant était, né par le siége, en présentant une descente du cordon ; tandis que le second, après la déchirure de la poche amniotique et l'écoulement des eaux, s'offrit en présentation du sommet avec chute du cordon, et de plus présentation de deux bras et du pied droit, le tout au détroit supérieur. La tête, placée en première position, se trouvait séparée du côté droit par la présence du pied.

---

(1) De la Motte, *Traité des accouch. naturels, non naturels et contre nature;* 1726; Observ. 255, 286, chap. 291.

(2) Amand (Pierre), *Nouvelles Observations sur la pratique des accouchements;* Paris, 1715 ; Observ. 44 et 63.

(3) Smellie, *A Treatise on the theory and praxis at midwifery;* London, 1766 ; collect. 34, vol. III, pag. 163.

(4) Siebold, El., *Journal für Geburtshülfe, etc.,* vol. 5, pag. 339.

(5) Credé, *in den Verhandlungen der Gesellschaft für Geburtshülfe in Berlin, 4 Jahrg.,* pag. 185.

(6) *Klinik für Geburtshülfe, etc.;* Erlangen, 1832, pag. 27.

(7) *L. c.,* pag. 184.

(8) Laue, *de Prolapsu fœtalium partium præter caput,* pag 22.

L'intervention de l'art ayant été jugée nécessaire, on fit d'abord la réduction du pied en arrière, puis celle des bras et enfin celle du cordon; pendant ces manœuvres, la tête fut poussée en haut et à droite. De suite après, l'accouchement marcha d'une manière régulière, et l'expulsion de l'enfant se fit, peu de temps après, sans qu'il fût besoin d'intervenir une seconde fois. Cet enfant naquit vivant et pesait six livres.

Dans le second cas, le professeur Hohl fut appelé par une accoucheuse pour remédier à une présentation d'un bras et d'un pied. M. Hohl refoula alors les fesses en haut et en arrière, et après avoir, par ce moyen, ramené dans l'utérus les membres inférieurs, il put opérer la réduction du bras et faciliter la marche régulière de l'accouchement.

§ VI

Dans la présentation de la tête compliquée de la chute d'un membre supérieur, la main du fœtus se place derrière la tête plus fréquemment qu'on ne le croit. Il est probable que, dans ce cas, la main est poussée plus bas par les douleurs, après l'expulsion des eaux, ainsi qu'on le remarque souvent dans la présentation des fesses compliquée de l'engagement des pieds. Quelle que soit la dilatation du col, alors même qu'il est complétement effacé, on ne peut reconnaître la position de la main, qui se trouve couchée contre la tête, que lorsque celle-ci est engagée dans le vagin.

La descente d'un ou de deux membres thoraciques se rencontre plus fréquemment avec des présentations du sommet qu'avec des présentations de la face, par la raison très-simple que ces derniers sont beaucoup plus rares. Il est évident, dès lors, que cette complication doit se rencontrer plus souvent lorsque le sommet se trouve placé en première position.

La présence des deux bras a été remarquée beaucoup plus rarement que la présence d'un seul; après, viennent les accouchements avec un bras et un pied; en second lieu, les deux pieds, et enfin les quatre membres.

D'après les tableaux de statistique qui existent (malgré leur défaut d'exactitude, comme celui de Baudelocque) (1), il y aurait eu à la Maternité de Paris, sur 17,499 accouchements, 2 fois seulement présentation de la main, 1 fois d'un pied, et 4 fois du bras avec chute du cordon ombilical.

Robert Bland (2) observa, sur 1,897 accouchements, 8 fois la présence du bras, et sur ce nombre il n'a noté qu'une seule fois le prolapsus du cordon.

Merrimann (3) donne la proportion suivante de la présence de la main à d'autres, comme 1 : 227; 13 cas, en effet, ont été observés sur 1,947 accouchements.

A la Maternité de Vienne, on a noté, sur 9,639 présentations du sommet, 10 fois la présence des mains et seulement 3 fois la présence d'un pied (4).

Pendant les années 1829 à 1835, il y avait eu, dans la clinique de Berlin, 2,056 accouchements, dont 86 compliqués de la présence d'un bras; de 1836 à 1841, il y en avait eu 4,124, dont 91 de la même manière (5).

D'après les proportions exactes qui ont été rassemblées depuis l'année 1819 jusqu'en 1857, proportions que l'on a extraites des *Nouvelles de l'Institut de Halle*, la fréquence relative de la présence des membres a été évaluée de la manière suivante :

En tout, on observa dans la clinique 2,891 accouchements.

$$\text{Une main} \dots\dots\dots 26 \text{ fois;}$$
$$\text{ainsi} :: 1 : 111 \ 1/5.$$
$$\text{Un bras} \dots\dots\dots 8 \text{ fois;}$$
$$\text{ainsi} :: 1 : 361 \ 3/8.$$
$$\text{Main et cordon} \dots\dots 5 \text{ fois;}$$
$$\text{ainsi} :: 1 : 578 \ 1/5.$$

(1) Merrimann, *die Regelwidrigen Geburten*, traduit de Kilian; Mannheim, 1855; pag. 332.

(2) *Idem*, pag. 341.

(3) *Idem*, pag. 344.

(4) Chiari, *Braun und Spath*, l. c., pag. 27.

(5) *Neue Zeitschrift für Geburtskunde von Busch;* vol. V, pag. 88, und vol. 28, pag. 67.

Les deux mains......... 4 fois ;
ainsi :: 1 : 722 3/4.

Pied et main......... . 2 fois ;
ainsi :: 1 : 445 1/5.

Les deux pieds et une main.... .... 1 fois ;

Les deux mains, le cordon ombilical et une main. 1 fois ;

La face, la main et le cordon............... 1 fois.

D'après ce tableau, la descente de la main et du bras aurait eu lieu le plus fréquemment ; après viendrait la présence des deux mains, et enfin celle des autres membres, à proportions égales. Les plus rares sont cependant celles que l'on rencontre avec une présentation de la face ; on ne trouve pas, en effet, qu'il en soit fait mention dans aucun des relevés statistiques connus, excepté dans le nôtre ; il en existe cependant une observation assez exacte, rapportée par Hecker (1), observation dans laquelle il est dit que le bras gauche était descendu avec le cordon ombilical dans le vagin, et laissait supposer au début une présentation de l'épaule. Ce ne fut qu'après une exploration complète, avec toute la main, qu'on put reconnaître une seconde position de la face, le menton dirigé en arrière et à gauche. La réduction du bras fut faite et on ne s'occupa nullement du cordon, car il était impossible de le réduire. De plus, à cause des fortes contractions utérines, la version aurait été dangereuse pour la mère, sûrement mortelle pour l'enfant. Après la réduction du bras, l'accouchement se termina normalement. A cause de sa rareté, nous citerons ici une observation non moins remarquable, non moins pleine d'intérêt.

Je fus appelé un jour auprès d'une femme primipare, dont le travail de l'enfantement déterminait des douleurs rares et peu intenses. L'accoucheuse qui l'assistait depuis le début reconnut, après la rupture des membranes, une présentation de la face, et constata en arrière, sur la paroi postérieure du bassin, un corps dont elle ne put déterminer la nature. A mon arrivée, je constatai, en effet, que le menton était dirigé à droite et

---

(1) *Monatschrift für Geburtskunde;* Berlin, 1856; vol. VIII, page 494.

le front à gauche ; après chaque contraction, la face, qui était poussée en bas, reprenait sa place. Lorsque les douleurs devinrent plus intenses, il s'opéra un changement spontané dans cette présentation anormale : le menton remonta de droite à gauche, et le front vint se placer à la partie médiane du bassin. L'exploration fut faite avec plus de facilité, et je pus reconnaître que le bras gauche de l'enfant était tellement descendu, que l'avant-bras se trouvait placé sur le côté gauche de la tête et la main sur l'occiput. C'était là, sans doute, la raison qui avait empêché l'occiput de descendre le premier et qui avait facilité la rotation de la tête sur son diamètre occipito-mentonnier, sans qu'il y ait eu mouvement de l'occiput en avant. La réduction du bras fut ensuite facile à opérer, et, dès l'instant où cet obstacle n'exista plus, l'accouchement se termina d'une manière parfaite.

Dans ces présentations compliquées, le membre supérieur affecte des positions relatives qui tantôt sont difficiles à saisir, tantôt faciles à être reconnues. Le plus souvent, l'on trouve le coude appliqué sur le côté correspondant de la poitrine et la main appliquée sur le côté de la tête ; l'avant-bras se trouve rarement allongé sur la région temporo-pariétale, et il est plus rare de rencontrer le membre complétement redressé, comme lorsqu'il descend dans le vagin. Dans quelques cas très-rares, on a vu le membre entourer la tête, et la main venir se placer sous le menton du côté opposé (1). Simpson (2) raconte un fait où il a observé le renversement en arrière du membre, le coude dirigé en haut, l'avant-bras et la main placés sur le dos à côté de l'épaule correspondante, et dirigé en bas. Ce qu'il y a de remarquable, c'est que, en thèse générale, c'est le membre placé en arrière, c'est-à-dire sur la paroi postérieure du bassin, qui se dévie et se place à côté de la tête.

Quant à ce qui concerne la position des pieds, il n'y a rien dans les auteurs de précis à ce sujet ; dans trois cas seulement, nous avons vu le pied situé en avant descendre le premier.

(1) Credé, l. c.; Beobacht, 22, 23, pag. 180.
(2) *Monthly Journ. of med.*, april 1850, pag. 389.

§ VII

Il est bien important de connaître quelles sont les causes qui président à la présence des membres, si l'on veut apprécier l'influence que cette complication exerce sur la marche de l'accouchement et savoir quelle est la conduite qu'il convient de tenir. Nous avons déjà dit que tout réside dans la position de l'enfant : lorsque la position de celui-ci est normale, rien de semblable ne se produit, attendu que les bras sont placés d'une telle manière, que les contractions de l'utérus ne peuvent avoir aucune influence sur eux ; l'on comprend cependant comment il pourrait se faire que les pieds, dirigés vers le fond de l'organe, descendissent les premiers et vinssent se placer à côté de la tête. Tout ce que nous avons annoncé dans les considérations générales de notre sujet peut se résumer dans la conclusion suivante : c'est que toutes les causes qui tendent à produire une position vicieuse de l'enfant sont capables de provoquer la descente totale ou partielle d'un ou plusieurs membres.

Si une déviation a lieu dans la position du fœtus, la présence du membre thoracique à côté de la tête dépendra de ce que les contractions utérines, agissant de haut en bas et tout autour de l'enfant, tendent à déplacer les coudes à mesure que les eaux s'écoulent et à les faire descendre. Cette tendance au déplacement est d'autant mieux marquée, que la tête, se trouvant déviée quelquefois au détroit supérieur, laisse, entre elle et les parois antérieure ou postérieure, la place nécessaire pour que le membre puisse se déplacer. J'ajouterai que, si l'enfant est mou et flasque, il est rare qu'il se maintienne dans une bonne position, eu égard à l'action des contractions utérines ; ce qui fait mieux ressortir de quelle manière, chez les fœtus morts, les membres abandonnent facilement leur position naturelle et viennent, par leur poids seulement, se placer à côté de la tête.

La présence des membres inférieurs se rencontre principalement lorsqu'ils sont fléchis et allongés sur le ventre, sans flexion des genoux. Si les contractions viennent du fond de l'utérus, il arrive alors une flexion du tronc en avant, et les membres inférieurs paraissent plus tôt, surtout si le fœtus est

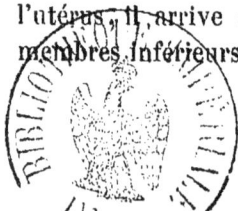

né avant terme , ou si une cause quelconque a produit la mort.
L'on comprend plus facilement encore qu'un pareil fait se pro-
duise lorsqu'il y a un vice de conformation du bassin, avec
diminution des diamètres, attendu que, si la tête ne peut pas
descendre dans l'excavation, les douleurs, en déterminant une
forte compression du corps de l'enfant, favorisent la descente
des extrémités céphaliques ou pelviennes.

§ VIII

Les positions variées des membres, relativement à la position
de la tête, méritent une attention toute particulière, au point
de vue du diagnostic et du mécanisme de l'accouchement.

Dans la première position du sommet, le bras droit est ordinairement couché sur la paroi antérieure du bassin, un peu ou
un peu moins vers le côté gauche, suivant que les épaules se
trouvent dans la direction du diamètre transverse ou dans le
sens du diamètre oblique gauche. Ici, ou le bras se montre
allongé (et alors la main est très-facile à sentir), ou l'avant-bras
passe du côté droit de l'utérus au côté gauche (la main se sent
alors difficilement, surtout si elle passe sous le menton du côté
opposé). Dans cette position, le bras gauche se trouve habituel-
lement dirigé vers la paroi postérieure du bassin ; la main est
ici facile à toucher, et rarement on trouve une flexion de l'articulation du coude. Ici, comme tantôt, le bras peut se trouver
allongé du côté opposé, et alors on ne peut pas s'assurer de la
présence de la main par l'exploration.

Si les deux bras sont déplacés, la place que chacun d'eux
affecte est absolument la même que celle qu'occuperait un seul,
c'est-à-dire que leur déplacement est identique.

Si un pied se présente, c'est ordinairement le droit, qui se
trouve placé contre la paroi antérieure du bassin, tandis que le
gauche descend le long de la paroi postérieure ; le plus souvent,
il paraît être poussé dans la même direction que la main, car on
peut en même temps toucher cette dernière. Du reste, il ne
paraît pas y avoir de données bien exactes sur ce point, attendu
que les observations font défaut. Notons enfin que le cordon
ombilical se rencontre là où se trouve le membre.

§ IX

Le diagnostic doit d'abord établir quelle est la position,
la situation de la tête ; ensuite il faut qu'on puisse reconnaître
si c'est le membre gauche ou le droit, le supérieur ou l'inférieur,
qui se présente, et enfin il faut préciser d'une manière exacte
dans quel sens il se trouve placé à côté de la tête. Le plus important est toujours la position de la tête, attendu que, si on la
connaît parfaitement, on peut alors arriver à déterminer la position du membre qui se trouve dévié, tout en cherchant si la
main de l'enfant n'est pas accessible et quelle pourrait être sa
position relativement à la tête. Il résulte de ces manœuvres que
l'on peut quelquefois arriver par l'exploration. On peut dans
quelques cas reconnaître la position et la direction de la tête
d'après le membre qui se présente et le point où il se trouve, ce
qui est d'une grande importance, surtout si la tête est encore
très-haut, ou si elle présente une tumeur assez considérable pour
empêcher de distinguer les sutures et les fontanelles. Il est à
supposer que les signes diagnostiques des différentes positions de
la tête sont connus.

§ X

Il est de la plus grande importance, pour la manœuvre
des accouchements décrits ci-dessus, de connaître exactement
l'influence qu'exerce la présence d'un ou de deux membres sur
le mouvement de la tête au détroit supérieur et dans le bassin.
Si nous examinons cette influence, on comprendra que nous
parlerons toujours d'un rapport régulier de la tête d'un enfant à
terme avec le bassin. Partout, à quelques exceptions près, nous
trouvons cette question négligée des auteurs anciens et des modernes. Ils se bornent à donner quelques remarques, quand ils parlent des accouchements compliqués de la présence des membres.
Voici ce qu'on trouve dans leurs ouvrages :

Ainsi Deventer (1), parlant des positions de la tête avec présence de la main et du coude, dit que les premières sont les plus
favorables : pourtant, dans ce cas, on ne doit pas compter seulement sur le secours de la nature, on doit opérer la réduction
quand l'utérus est dans sa position normale, et la version quand
il est dévié ; car il est à craindre que la tête ne se porte sur un
des côtés, ne se fixe, et l'intervention de l'art ne serait plus
possible. La Siegemundin s'explique de la même manière (2).
Elle connait très-bien les dangers auxquels expose la présence
des extrémités ; mais elle sait aussi que de tels accouchements se
terminent quelquefois d'une manière naturelle (pag. 45). « Il faut,
» dit-elle, saisir la main, et, l'enfant retirant le membre engagé,
» la tête vient prendre une position normale. Si l'on n'agit pas
» ainsi lorsque les douleurs commencent, la main s'engage, et la
» tête fait un mouvement oblique. » Et, plus loin : « J'ai senti
» plusieurs fois les doigts de l'enfant remuer sur la tête, jusqu'à
» ce que la main ait une place suffisante ; alors il arrive que le
» membre engagé pousse la tête de côté, et l'accouchement
» devient très-dangereux. » De la Motte (3), qui consacre à ces
accouchements un chapitre à part, les range sans restriction
parmi les accouchements contre nature, ceux que l'on ne doit
jamais laisser faire sans le secours de l'art, si les circonstances
le permettent. Pourtant cet auteur cite un cas où il fut appelé
trop tard ; il avait trouvé la tête et le bras déjà dans le bassin,
et la nature avait fait l'expulsion de l'enfant. Dans ce cas, on
dit que l'accouchement a été naturel, justement parce que le
résultat a été favorable pour la mère et pour l'enfant. Rœderer (4)
pense qu'une main seule du côté de la tête n'exerce pas une
influence nuisible sur la marche de l'accouchement, si l'utérus
a sa situation normale ; cependant un bras engagé dans une telle
position peut aussi faire dévier la tête de l'axe du bassin. Si, au
contraire, l'utérus est déplacé, la chose devient beaucoup plus
dangereuse ; car, après l'écoulement des eaux, le bras est poussé
en bas par les douleurs, et la tête tend à dévier de sa direction.

(1) Deventer, H., *Neues Hebamenlicht;* Iéna, 1761 ; pag. 300.

(2) Justine Siegemundin, *Hof-Wehemutter, etc.,* pag. 37, 43, 53.

(3) *L. c.,* pag. 387, et Observat. 81, pag. 128.

(4) Rœderer, *Elementa artis obstetriciæ,* § 635 sq., pag. 296 sq.

Il s'occupe seulement de la manière dont la tête s'engage dans le détroit supérieur , et fait dépendre uniquement les déviations qu'elle a subies de la direction de l'utérus, ce qui est, sans contre-dit, très-important si le bras paraît du même côté que celui où se trouve le fond de l'utérus. Fried (1) classe les accouchement où une main se trouve placée du côté de la tête dans les accouchements naturels et difficiles qu'on peut terminer par l'aide de la main , pendant qu'il classe les accouchements avec les deux bras du côté de la tête dans les accouchements contre nature et faciles , qui peuvent être seulement terminés par l'aide de la main. Si la tête se trouve avec les deux mains dans le bassin , il croit utile d'avoir recours à la perforation de la tête. Saxtorph (2) , que je cite ici, s'occupe un peu du mécanisme de l'accouchement, mais seulement d'une manière superficielle : « Une main, un pied, les » deux mains , ou bien le cordon ombilical , peuvent s'engager » en même temps que la tête. Ces parties gênent alors le mou-» vement de l'extrémité céphalique , soit parce qu'elles remplis-» sent une partie du bassin, soient parce qu'elles s'opposent à ce » que cette partie puisse exécuter le mouvement de rotation » qu'elle doit faire. » Pourtant il se contredit dans ses citations ; car il dit (§ 172) que les mains placées à plat n'empêchent pas de laisser la nature terminer l'accouchement , s'il y a des dou-leurs suffisantes , un bassin bien conformé et une position con-venable de la tête; pendant qu'il conseille (§ 265) de faire la version toutes les fois qu'il se présente une main , un bras ou un pied en même temps que la tête. Haselberg (3) et quantité d'au-tres accoucheurs allemands font dépendre l'influence que peut avoir un bras engagé avec la tête de la largeur du bassin , du volume et de la position de l'extrémité céphalique, sans s'occuper de quelle manière la tête franchit le détroit , sans examiner si l'on doit laisser terminer l'accouchement par la nature seule, et sans parler des changements des rapports qui peuvent arrêter ou changer la position de la tête.

Les nouveaux manuels allemands, anglais et français, ne nous

(1) Fried , *Anfangsgründe der Geburtshülfe* , pag. 88 , § 236, et pag. 129, § 342.

(2) Saxtorph, M., *Auszug der Entbindungskunst ;* Leipsig, 1792, § 142.

(3) Haselberg, *Untersuchungen und Bemerkungen über einige Gegenstaende der practischen Geburtshülfe;* Berlin, 1807; pag. 181.

offrent pas une analyse exacte des différences que la présence des membres apporte dans la marche de l'accouchement. Merrimann (1) dit que, si le bras et la main s'engagent en même temps que la tête dans le bassin, cela ne devient pas même une position dangereuse ; mais, la cavité du bassin devenant plus grande par les parties qui le remplissent, l'accouchement est alors seulement très-lent et difficile. Il est encore plus explicite dans une autre phrase, où il est dit « que, si l'on y fait bien » attention, ces accouchements se terminent en général d'une » façon heureuse, et que l'on n'observe des complications que » lorsque le bassin est très-large. Dans de pareils cas, l'atten- » tion de l'accoucheur doit être éveillée plutôt par la présence » du bras que par celle de la main, qui est allongée contre la » tête. » Burns (2) s'explique de même : d'après lui, la présence du bras peut rendre l'accouchement long et difficile, car il y a diminution des dimensions du bassin ; mais ce cas ne nécessite jamais la version, au lieu que, si les pieds se présentent, le mieux est de les extraire.

Les écrivains français, Gardien (3) et Capuron (4), nous apprennent aussi que, si la main accompagne la tête, elle n'apporte aucun obstacle à l'accouchement naturel, lorsque le bassin est bien conformé. Si le bras s'engage, le premier nous dit que la marche de l'accouchement peut être entravée par la déviation de la tête ; de même que, si le bassin est rétréci, il pense que l'art doit intervenir.

Velpeau (5) dit aussi : « Bien que le bras avec la tête ne soit » pas une cause grave de dystocie, il est cependant des cas où » la marche de l'accouchement en est réellement entravée. » Dugès (6), enfin, ne regarde pas comme dangereuse la présence

(1) *L. c.*, pag. 50.

(2) Burns, J., *Grundsätze der Geburtshülfe*, trad. de Kölpin; Stettin, 1820; p. 455.

(3) Gardien, M., *Traité complet des accouchements*, etc.; Paris, 1824; p. 485, vol. II.

(4) Capuron, H. J., *Cours théorétique et pratique des accouchements;* Bruxelles, 1832; pag. 178.

(5) Velpeau, *Traité complet d'accouchements;* Bruxelles, 1838; pag. 413.

(6) Dugès, A., *Manuel d'obstétrique;* Montpellier, 1841 ; pag. 223.

du membre thoracique, quand les douleurs sont bonnes et que le bassin est bien conformé; cependant il considère comme un obstacle la présence d'un pied; mais souvent la nature écarte cet obstacle, en repoussant le pied derrière la tête pendant les douleurs.

D'après ce court résumé, il est facile de voir que l'on n'a pas suffisamment étudié les accouchements dont nous parlons, pas plus lorsqu'ils se terminent d'une façon heureuse que lorsqu'ils entraînent à leur suite des désordres plus ou moins graves. Mais il est nécessaire de bien connaître les déplacements, le mécanisme de l'accouchement et la manière d'éviter les obstacles que la nature oppose; car souvent elle n'est pas assez forte pour déterminer seule l'accouchement et, dans ce cas, l'art doit intervenir pour surmonter les obstacles, mais toujours en suivant, autant que possible, la même marche que la nature pour amener le cas à un accouchement normal. Telle est l'opinion de Wigand, de Busch, et surtout de Credé, que nous aurons encore occasion de citer souvent en continuant ces recherches.

I

Influence de la présence d'une ou de plusieurs extrémités, dans le cas d'engagement de la tête au détroit supérieur

Chacun sait combien il est facile de commettre des erreurs, au début de la pratique des accouchements. Il en est surtout ainsi quand on croit que la main engagée seule avec la tête n'expose à aucun danger ; on laisse ainsi passer le moment favorable pour intervenir, et on finit par se trouver dans la dure nécessité de faire la version, opération difficile pour la mère et pour l'enfant. Quelquefois, quand il y a procidence du bras, on fait souvent la version pelvienne, sans rechercher avec beaucoup de soin si, avec la position vicieuse de l'enfant, une telle opération est bien réellement nécessaire. Il ne faut pas croire qu'il y ait toujours une présentation de l'épaule quand on rencontre un bras dans le vagin ; il est aussi faux de supposer que la présence de la main du côté de la tête ne réclame jamais l'intervention de l'art. Cependant, si l'expulsion se fait heureusement, si la tête et la main traversent ensemble le bassin et se montrent dans le vagin, on peut affirmer, avec de la Motte, qu'il n'y a rien à craindre.

Tous ceux qui ont observé un certain nombre d'accouchements compliqués de la présence des extrémités reconnaîtront avec nous que les paroles de la Siegemundin, que nous avons citées précédemment, ne sont pas assez prises en considération, et ne sont surtout pas assez répétées aux accoucheuses ; car, en suivant ce conseil, on pourrait éviter l'emploi de certains moyens douloureux et même quelquefois dangereux pour la mère et pour l'enfant. D'après cela, il est évident qu'une main complétement engagée suffit pour amener un déplacement de la tête, surtout si le bras est fléchi au niveau de l'articulation du coude, position qu'on ne peut bien reconnaître qu'en introduisant toute la main. Rœderer a complétement raison d'affirmer qu'une déviation de l'utérus favorise ce déplacement de la tête, et qu'il en sera ainsi surtout si le membre est situé du même côté que le fond de l'utérus. Dans le cas contraire, il pourra y avoir obstacle au déplacement, si, par exemple, le fond de l'utérus étant dirigé à droite, la main et le bras se présentent du côté gauche du bassin.

Les déviations latérales et les flexions de l'utérus ne sont pas les seules causes qui favorisent la présentation vicieuse de la tête : il y en a d'autres, qui ont aussi une action très-sensible. Nous croyons que la position vicieuse de la malade peut amener ce résultat fâcheux, de même qu'une position favorable du sujet peut améliorer celle de la tête. Si, par exemple, le bras se présente sur la paroi droite du bassin et que l'on couche la malade de ce côté, il peut survenir un déplacement de la tête. Les fausses contractions utérines ont aussi une action sensible, et elles sont communes dans des cas de position vicieuse ou anormale du fœtus ; cependant les déplacements se produisent souvent aussi sans ces fausses contractions. Un léger vice de conformation du bassin peut faire dévier le promontoire de sa direction normale et faire incliner la tête sur l'un des côtés ; alors si, comme cela arrive souvent, le bras suit la main, il agit plus fortement encore sur la tête, et, dans quelques cas même, il la repousse tellement loin, que c'est l'épaule qui se présente. C'est dans de semblables conditions que Michaelis (1) observa une déviation de la tête compliquée de la présence d'une main et du cordon, et qui, par l'engagement plus complet du bras, finit par aboutir à une présentation de l'épaule. Différents accoucheurs ont rapporté un certain nombre de cas semblables, mais les détails ne sont pas toujours aussi exacts que dans le fait de Michaelis. Quelquefois on peut reconnaître, par la tumeur que présente la tête, qu'il y avait au début une présentation de cette partie, qui peu à peu est devenue une présentation de l'épaule.

Le bras qui se présente n'est pas toujours cause de la déviation de la tête au niveau du détroit supérieur ; celle-ci aurait pu se déplacer avant, par le fait de la position vicieuse de l'enfant,

(1) Michaelis. *l. c.*, p. 184.

et, dans ce cas, le bras ne se montre que plus tard. Dans de pareils cas, on ne peut s'attendre à voir la tête s'engager d'une façon normale après la réussite de la réduction. Quand le bras est cause du déplacement, voici comment les choses se passent : si la tête se présente en première position et si le bras droit descend le long de la paroi droite du bassin et un peu en avant, la tête est portée à gauche. Il survient ordinairement alors une présentation de l'épaule, dans laquelle le dos de l'enfant est dirigé en avant. Si, par contre, le bras gauche descend le long de l'articulation sacro-iliaque gauche, il se produit plus facilement un déplacement de la tête en avant, sur l'axe horizontal gauche du pubis, surtout si le bassin est un peu développé. Nous n'avons jamais remarqué que, dans ces circonstances, la tête pût se porter à droite, mais on doit le présumer ; car, dans la présentation de l'épaule avec engagement du bras, on la trouve fréquemment à droite. Dans la seconde position, elle se porte à droite, si le bras gauche est étendu à côté d'elle ; dans ce cas, nous n'avons jamais rencontré le bras droit à côté de la tête.

D'après quelques observations que nous a citées le professeur Hohl, et dans lesquelles l'occiput et le dos étaient poussés à gauche et en arrière dans la première position du sommet, jamais on n'a rencontré la déviation à droite de la tête ; on l'a, au contraire, trouvée du côté gauche, avec le bras droit en avant et le gauche à côté d'elle. Dans ce cas, on n'a jamais observé de déviation à gauche dans la seconde position du sommet ; au contraire, quand le bras gauche se présentait à droite, le bras de ce côté était tombé antérieurement.

En même temps que ce déplacement de la tête, ou même sans lui, il peut survenir, par le fait de la présence du bras, une rotation vicieuse de la tête, au niveau du détroit supérieur ; il faut en tenir compte pour le traitement. Nous avons cité précédemment un cas dans lequel, la tête étant en première position du sommet, le bras gauche détermine un mouvement de rotation sur le diamètre transverse, ce qui amène une présentation du front et enfin de la face. Burns rapporte un fait analogue : ici le bras, en s'engageant, empêcha, par le fait d'une présentation de la face, le passage de la tête à travers le détroit supérieur ; et, quoique les douleurs fussent très-fortes, on ne put terminer l'accouchement qu'à l'aide du forceps. Dans quelques circonstances, l'occiput peut être retenu par l'extrémité qui se présente; on peut pareillement admettre que, si le bras retient la partie antérieure de la tête, l'occiput descendra profondément. On n'a pas d'observations certaines de ce fait.

La présence de la main ou de l'avant-bras, dans la partie antérieure du détroit supérieur, entraîne une autre déviation de la tête, au moment où elle s'engage. Elle exécute alors un mouvement de rotation tel, sur son diamètre droit, que le pariétal postérieur descend plus profondément que l'antérieur, et que la suture sagittale se glisse derrière la symphyse des pubis. Nous n'avons jamais vu ce fait, mais le professeur Hohl en a été plusieurs fois témoin; une fois seulement il a vu le contraire, c'est-à-dire le pariétal antérieur descendre davantage. Ici, dans une première position du sommet, le bras gauche en descendant avait repoussé si profondément le pariétal droit, que l'on pouvait sentir très-distinctement l'oreille derrière les pubis. Cette variété du déplacement de la tête est de beaucoup plus rare que la précédente; cela vient de ce que la paroi postérieure du bassin offre un espace plus considérable pour loger l'extrémité qui se présente.

Enfin la présence d'un membre peut empêcher la tête de s'engager suivant un des diamètres obliques du bassin, et la moindre anomalie peut amener ce résultat. Par exemple, si, dans une première position, le bras droit se tient couché sur le côté droit de la tête, le mouvement de rotation en avant de l'occiput ne peut plus s'effectuer, et, si la tête ne bouge pas, il est forcé de se placer dans le sens du diamètre transverse du bassin, et non dans celui du premier diamètre oblique. On explique ainsi la présence de l'occiput dans la cavité sacro-iliaque gauche. Dans une seconde position du sommet, l'autre bras amènera un résultat analogue.

Si les deux bras se présentent avec la tête, il faut reconnaître surtout si le bassin est bien conformé et l'enfant d'un volume ordinaire, et si les deux bras sont autant engagés l'un que l'autre. La déviation de la tête au détroit supérieur et les accidents du cours de l'accouchement sont moins fréquents quand les deux bras sont engagés que lorsqu'il n'y en a qu'un seul, car alors ces parties, qui sont sous la dépendance l'une de l'autre, sortent simultanément. Dans une observation qui nous est propre, et dans trois que nous tenons du professeur Hohl, les deux bras se sont engagés également sur le côté de la tête, dans un accouchement à terme en première position ; l'engagement de la tête a toujours été retardé jusqu'à la rupture de la poche des eaux, mais se faisait ensuite facilement avec les premières douleurs. Credé cite aussi trois cas analogues ; il n'y eut pas d'accidents. Dans un fait de Hohl, la tête ne put s'engager et on fut obligé de pratiquer la version. Il peut arriver alors que, les deux bras se trouvant correspondre du côté de la tête et du diamètre transverse du bassin, l'extrémité céphalique soit reçue dans la direction du diamètre sacro-pubien et puisse ainsi franchir l'ouverture. Si un bras est plus engagé que l'autre, les résultats peuvent être les mêmes que dans le cas d'engagement d'un seul bras : la tête peut alors dévier à l'entrée du bassin. Nous ne connaissons qu'un fait de ce genre. Il s'agit d'une femme qui avait eu deux accouchements antérieurs : appelé pour son troisième accouchement, qui était venu à terme, nous trouvâmes, après l'écoulement des eaux, le bras droit placé à droite et en avant, plus engagé que le gauche, qui était couché en arrière ; la tête, en première position, était déviée à gauche, l'utérus dans sa direction normale. Nous pûmes opérer la réduction du bras, mais sans parvenir à engager la tête : il fallut faire la version pelvienne.

Nous n'avons que peu de chose à dire de l'influence que l'engagement d'un pied ou de deux peut avoir sur la présentation de la tête, car il y a peu de faits pareils bien observés. On peut admettre que, si un pied se présente chez un fœtus à terme, le siége est plus ou moins tourné du même côté ; à droite, par exemple, si le pied se trouve le long de la paroi droite du bassin. Le tronc et le cou de l'enfant sont alors obligés d'être fortement fléchis, autrement le pied n'arriverait qu'au niveau de l'épaule. Cette forte flexion s'oppose quelquefois à un déplacement de la tête, au niveau du détroit supérieur. Le plus souvent il y aura cependant une déviation, qui pourra être produite par le déplacement du pied engagé. Lorsque les deux pieds sont descendus, la grande flexion du tronc force la tête à se porter fortement en haut. Le fait suivant, que nous tenons de Hohl, vient à l'appui de cette opinion : Une femme qui avait accouché trois fois, et toujours de fœtus d'un petit volume, se trouvait à la fin d'une quatrième grossesse, pendant laquelle la santé a été toujours parfaite. Avant l'écoulement des eaux, l'accoucheuse avait reconnu la présence d'un pied et de la tête; après la rupture, qui eut lieu vers le milieu de la journée, elle put sentir plus facilement le pied, mais sans rencontrer la tête. Le soir, elle réclama l'assistance d'un médecin : le toucher abdominal fit sentir l'utérus assez mou, le siége se reconnaissait facilement à droite; le toucher vaginal permettait de constater que le museau de tanche, qui avait été, disait-on, plus dilaté, avait la grandeur d'un écu, et que les pieds, qui se présentaient avec la tête, placée très-haut, étaient situés : le droit, à droite de la tête; le gauche, à gauche; celui-là plus engagé que celui-ci. La rareté et la faiblesse des douleurs ne pouvaient être que favorables dans les circonstances présentes. Pour le moment, on laissa la nature continuer son travail, et, aucun changement n'étant survenu pendant la nuit, on recommença l'examen le lendemain matin. Les douleurs avaient augmenté d'intensité, les deux pieds étaient descendus et étaient également engagés; la tête, au contraire, était située plus haut; elle était accompagnée du cordon, qui ne présentait que de rares pulsations. Sur-le-champ on commença l'extraction, qui fut rapide, à mesure que la tête reculait; seulement le dégagement des bras donna un peu de peine. L'enfant, à terme, était régulièrement développé; il fut rappelé à la vie, quoique les pulsations dans le cordon fussent à peine sensibles au niveau de l'ombilic.

II

Influence de la présence d'une ou plusieurs extrémités sur le passage de la tête dans la cavité du bassin et au détroit inférieur

La présence d'un ou de plusieurs membres peut exercer une influence fâcheuse sur la marche de l'accouchement, quand la tête se présente au détroit supérieur et quand elle le franchit; il en est de même pendant la progression de la tête. La nature opère quelquefois le dégagement de la tête et des extrémités en ce point. Il est des cas où le bras peut favoriser un mouvement de rotation qui déplace la tête; quelquefois ce mouvement est avantageux, par exemple dans la rotation autour du diamètre transverse, quand le front ou le sommet sont descendus. Il est plus fréquent de voir l'extrémité se faire reconnaître à une augmentation de la circonférence de la tête; les mouvements de rotation sont changés, et le plus souvent la progression de l'extrémité céphalique est arrêtée.

Lorsque la tête est encore au-dessus du détroit supérieur, et même quand elle est dans la cavité, le bras placé sur son côté peut déterminer une rotation suivant son diamètre oblique. Dans ce cas, ainsi que nous l'avons dit, la face et le front ne s'engageront pas facilement plus avant dans la cavité du bassin; le bras retiendra l'occiput. Il n'en sera ainsi qu'autant que la tête sera arrivée au détroit inférieur; c'est ce que prouve l'observation suivante : La main droite et une partie de l'avant-bras, retenus au sommet de l'arcade du pubis, s'opposèrent à l'engagement de la tête; pendant les douleurs, celle-ci remontait derrière la symphyse du pubis et finit par faire un mouvement de rotation, suivant l'axe de son diamètre transverse. Ici on sentait si bien le front sur le périnée, qu'on aurait pu croire à une position de la face avec le menton tourné en arrière. La profondeur à laquelle était arrivée la tête empêchait de penser à la réduction;

il fallut employer le forceps. Le bras fixé en avant et en haut par un aide, la tête sortit facilement. Cette manœuvre paraît possible, quand le bras est allongé sous le menton et du côté opposé; mais nous ne connaissons aucune observation pareille.

L'influence que peut exercer le bras sur la rotation de la tête autour de son diamètre droit est encore plus frappante; mais on l'observe plutôt au détroit inférieur que dans la cavité du bassin. Dans la première et dans la seconde position du sommet, on a toujours vu que le pariétal antérieur s'engageait le plus, et qu'en même temps l'occiput descendait davantage. La présence de la main ou du bras n'a ici que peu d'importance. La tête n'exécute pas de rotation, suivant le diamètre droit, au détroit inférieur; elle reste, au contraire, dans le sens du diamètre transverse ou du diamètre oblique, ce qui a de la valeur au point de vue de l'application du forceps.

Le plus ordinairement, la présence du bras change ou arrête les rotations de la tête, suivant son diamètre vertical. Credé a consigné ce fait dans le mémoire que nous avons déjà cité. Les rotations vicieuses dont nous venons de parler peuvent arriver aussi en même temps, quoique ce ne soit pas le cas le plus fréquent.

Lorsque le bras gauche se présente dans une première position du sommet, et le droit dans une seconde, les mouvements de rotation de la tête, l'occiput tourné en avant, l'ont aidé, ou tout au moins ne l'ont pas empêché. Par ce fait, Credé a déjà appelé l'attention sur ce point. Dans ces conditions, nous avons toujours vu la tête opérer son mouvement de rotation normale, soit au détroit inférieur, soit à la sortie de la vulve. En première position, elle passait, à sa sortie du bassin, du diamètre oblique droit au diamètre droit, et, après le passage, l'occiput était tourné vers la cuisse gauche de la mère; le contraire avait lieu en deuxième position. Il est juste d'ajouter que le nombre des cas observés par nous à ce sujet est encore fort restreint.

Le contraire a lieu si, dans la première position du sommet, le bras droit se trouve du côté droit de la tête, ou, dans la deuxième position, le bras gauche du côté gauche. Le bras peut alors changer ou empêcher la rotation normale de l'occiput en avant. Il la change en imprimant à la tête, qui s'engage dans le diamètre transverse, une impulsion qui la pousse dans le sens du diamètre oblique gauche, de telle sorte que l'occiput vient se placer contre l'articulation sacro-iliaque gauche, et parcourt ainsi tout le bassin ; il arrive quelquefois que la rotation de la tête a lieu au moment de son passage dans le vagin ; mais le plus ordinairement c'est après la sortie de la vulve. Si la tête se place de suite selon le diamètre oblique droit, la rotation se fait du côté du diamètre droit ; quelquefois cela n'arrive qu'au dernier moment de l'accouchement. On observe assez souvent alors, ainsi que Busch l'a signalé le premier, que la fontanelle postérieure est dirigée au-dessus du diamètre droit, vers la cuisse opposée. Il en est de même dans une seconde position du sommet, avec présence du bras gauche : à la sortie de la vulve, l'occiput se trouve dirigé vers la cuisse gauche et non vers la droite.

Cette rotation anormale de la tête après sa sortie, de même que celle qui a lieu dans l'accouchement normal, est produite par les épaules, dont l'engagement est changé par la présence du bras. Lorsque, dans une première position, le bras gauche étant placé à gauche de la tête, et, dans une seconde, le bras droit à droite, l'extrémité se trouve correspondre à la paroi postérieure du bassin, le mouvement de rotation de la tête est changé, non parce qu'en première position les épaules suivent la direction du diamètre oblique gauche, et, en seconde, celle du droit, mais parce que l'épaule correspondante au membre engagé se trouve déjà dans la partie postérieure de la concavité du bassin. Si au contraire, en première position, le bras droit se présente, il ne peut passer sous l'arcade étroite des pubis ; il est contraint de glisser en arrière, le long de la branche ascendante de l'ischion et descendante des pubis : il effectue ainsi une rotation du tronc suivant son diamètre droit, rotation qui a pour résultat d'amener l'épaule droite sur le périnée. Le contraire a lieu en seconde position. Les exceptions à cette règle sont le plus souvent produites par l'enroulement du cordon autour du cou ou de l'épaule. Ces faits confirment pleinement l'opinion de Busch (1), lorsqu'il dit « que, après la sortie des épaules, l'enfant tourne sa face de côté, et cela à un tel point, que le bras qui

(1) *Neue Zeitschrift für Geburtskunde*, 1837 ; vol. **V**, pag. 188 et 1850 ; vol. **XXVIII**, pag. 231, und Lehrbuch, § 739.

se présente est dirigé du côté de la concavité du sacrum. »
Il faut, au contraire, modifier la suivante, lorsqu'il dit « que,
en première position, après la sortie de la tête accompagnée du
bras, la rotation du tronc ne se fait pas comme d'habitude,
avec la face tournée vers la cuisse droite de la mère, et vers la
gauche en seconde position, et que, dans ce cas, c'est la direction du bras engagé qui amène ce résultat; mais que la rotation
anormale dont nous venons de parler n'a lieu que dans le cas de
chute vers la paroi antérieure du bassin. »

Credé, dans l'ouvrage que nous avons plusieurs fois cité,
explique ce fait autrement. Il pense que le bras couché du côté
de la tête n'influe pas sur les rotations des épaules après sa sortie,
mais bien sur la tête elle-même, et cela au début du travail.
Il ajoute : « Les épaules, en passant dans le diamètre opposé,
» sont obligées de se tourner par le fait du déplacement de la
» tête, qu'entraîne la présence du bras, et non par son action
» directe sur les épaules. Seulement, dans quelques cas, lorsque
» le bras n'est que faiblement engagé sur les côtés de la tête,
» il peut influer sur la marche des épaules, qui entraînent à
» leur suite la tête, alors qu'elle a déjà franchi la vulve sans se
» déplacer. Au contraire, lorsque le bras est plus engagé, l'in-
» fluence de la tête se fait sentir de suite : il se tourne en arrière
» et entraîne la tête avec lui. »

Selon nous, cette explication est erronée, car il est peu
croyable que le bras influe sur les rotations des épaules; il serait
plutôt à supposer qu'il suit celle-ci dans leurs mouvements de
rotation, surtout quand il n'est pas très-engagé et qu'il est
encore mobile. Si le bras se trouve engagé davantage sur les
parties latérales de la tête, et même si les deux bras sont en-
clavés dans le bassin, les épaules ne peuvent avoir aucune influence sur la tête, à qui elles sont liées d'une façon mobile ;
elles n'en ont que très-peu sur le bras, comme on peut s'en
convaincre. Au contraire, elles ont une influence très-évidente
quand la tête est tout à fait libre dans le bassin, ou seulement
quand elle l'est en partie. Les observations que Credé cite, à
l'appui de son opinion, sont loin, selon nous, de remplir le but
que l'auteur se propose. Il rapporte trois faits, pour prouver que
les bras entraînent les épaules après eux, et celle-ci la tête dans
le bassin. Dans le premier, il dit qu'il y avait une seconde

position du sommet : le bras gauche était couché en travers de la poitrine, et la main de ce côté s'appuyait sur l'épaule droite. Avant de sortir, la tête se remit en position. L'auteur ajoute que le bras était placé dans la concavité du sacrum, et qu'il a non-seulement entraîné les épaules avec lui, mais encore que, par l'intermédiaire de celles-ci, il a agi pour faire dégager la tête. D'abord il ne prouve pas que le bras ait entraîné les épaules avec lui, il prouverait plutôt le contraire ; ensuite on ne comprend pas cette terminaison d'une rotation de la tête sur le diamètre droit, par l'influence que peuvent avoir les épaules sur une tête encore enclavée dans le bassin, quand il n'y a pas procidence du bras. Nous avons eu occasion d'observer plusieurs fois de semblables rotations de la tête, sans qu'il y ait eu chute du bras ; nous ne pouvons donc pas l'attribuer dans ce cas à la position du bras.

Le second cas, en tout semblable à celui-ci, n'est pas plus détaillé. Dans le troisième, enfin, il n'est pas question de chute du bras ; l'auteur dit seulement que la tête en sortant se porta de deuxième en première position, et que l'on peut expliquer ce fait par la présence de l'épaule, qui, se fixant sous l'arcade pubienne, se porta à gauche, puis en arrière, en entraînant la tête. Mais, si l'épaule arc-bouta sous l'arcade des pubis, il est évident que la tête devait être déjà sortie, et alors la rotation n'eut pas lieu dans l'intérieur du bassin, mais bien en dehors.

Nous devons mentionner également les huit autres observations de Credé (p. 180), observations dans lesquelles ce n'était pas le bras correspondant au côté de la tête qui se présentait, mais celui du côté opposé, qui passait sous le menton. Ici le bras doit devenir le guide de la tête, dans des positions qui changent essentiellement le cours des rotations ordinaires. Nous avons dit plus haut que, si le bras descend le long de la paroi postérieure du bassin, correspondant au côté de la tête qui se présente, la rotation n'était pas anormale ; si le bras est allongé en avant, il est clair qu'elle aura lieu après le passage, et, comme le démontre Credé, au moment de l'engagement ; la rotation anormale des épaules est aussi la cause de ce mouvement. Si le bras croise le menton pour se porter vers le côté opposé de la tête, la main est fixée et attirée surtout dans les mouvements de rotation de la tête autour de son diamètre transverse ; et cela à tel point, que l'épaule de ce côté ne peut ni descendre ni reculer pendant qu'on opère le dégagement de l'autre. Il est évident qu'ici les épaules déterminent la rotation de la tête après sa sortie du bassin.

Quand les deux bras se présentent sur les parties latérales de la tête, il arrive que ni l'engagement de cette partie dans le bassin, ni les obstacles mécaniques, ne peuvent arrêter son mouvement de progression, et elle peut alors exécuter ses rotations d'après le mécanisme de l'accouchement naturel. Il arrive quelquefois que la tuméfaction des bras gêne le mouvement de progression.

Lorsque les deux bras sont également engagés et qu'il survient du retard dans la marche du travail, un seul en est cause, et c'est celui qui est couché le long de la paroi antérieure du bassin. Il arrive alors que la tête se fixe dans le sens du diamètre oblique ou du diamètre transverse, jusqu'à sa sortie du bassin, et, à la suite d'une douleur, elle s'engage dans le diamètre droit. Dans cette circonstance, on ne peut dire comment la tête fera sa rotation après sa sortie du bassin où elle était enclavée, mais il est à supposer que le plus souvent l'intervention de l'art sera nécessaire pour terminer l'accouchement.

Si un bras est plus engagé que l'autre, il peut se faire qu'il ait la même influence sur la rotation de la tête qu'un bras engagé seul. Il ne faut pas croire cependant que ce soit celui des deux qui est descendu le moins qui a la moindre influence dans ce cas, alors même qu'on ne peut constater que la présence de la main de ce côté. Si le bras se trouve placé sur un côté du bassin dont il diminue le diamètre, s'il s'oppose aux rotations normales de la tête, ou si ces deux cas se présentent concurremment, il peut faire dévier la tête de sa rotation normale et s'opposer à ses mouvements de progression. C'est ce que démontrent, d'une manière évidente, deux observations qui nous ont été communiquées ; dans ces deux cas, le bras le moins engagé retarda longtemps la rotation et la progression de la tête, et, lorsqu'on eut obtenu une réduction parfaite, l'accouchement se termina rapidement et d'une façon heureuse.

Lorsque, dans une présence de deux bras, la face est tournée vers la paroi antérieure du bassin et que la tête est engagée, il faut faire intervenir l'art pour terminer l'accouchement.

Si un pied descend sur le côté de la tête et si tous les deux s'engagent en même temps dans le détroit supérieur, les désordres dans le mécanisme de l'accouchement sont rares, car par ce fait la progression de la tête ne peut plus s'effectuer. Nous avons du moins vu un cas de ce genre : il s'agissait d'un accouchement au huitième mois, avec procidence d'un pied ; la marche du travail fut retardée pendant plusieurs heures et se termina presque sans douleurs après la réduction. L'obstacle à la terminaison de l'accouchement ne vient pas ici de la diminution des diamètres, mais bien de la courbure du tronc du fœtus, qui fait que les douleurs n'agissent pas efficacement pour amener l'expulsion. Les contractions utérines augmentent la courbure du tronc, et cela à un tel point, qu'une partie de la force expulsive se perd, et de plus l'utérus, en pressant sur le tronc, agit sur la tête, suivant une direction qui est plutôt oblique que verticale.

§ XI

Ainsi qu'il résulte des faits qui précèdent, le pronostic est très-difficile à poser. La science, il est vrai, renferme de nombreux exemples d'accouchements terminés d'une manière heureuse, quoiqu'il y ait eu procidence d'un seul bras ou des deux ; ou encore, comme le rapporte Arneth (1), chute d'un bras, d'un pied et du cordon. Mais de ces faits on ne peut pas conclure à un heureux pronostic, et les accoucheurs les plus célèbres appellent ces positions anormales, dangereuses, et les considèrent comme donnant lieu à un travail long et pénible. N'ont-ils pas, du reste, accumulé à l'envi les moyens qui doivent guider le praticien dans ces cas périlleux ? Souvent, à la vérité, on ne voit qu'une main, placée sur un des côtés de la tête, après sa sortie de la vulve ; mais souvent cette présence suffit pour imprimer à la tête une direction vicieuse et empêcher les mouvements de rotation qui la font progresser. On ne peut jamais assurer que le bras ne suivra pas la main, et on ne peut rien préciser à ce sujet, quoique souvent, dans le courant de

---

(1) Arneth, *die Geburtshülfliche Praxis*; Wien, 1851; page 60.

l'accouchement, on voie la main se retirer un peu derrière la tête (1).

Par contre, il peut survenir une présentation de l'épaule, alors que l'on croit que la présence d'une main sur un des côtés de la tête n'expose à aucun danger.

Néanmoins, on peut poser le pronostic d'avance dans les cas simples, avant comme après l'écoulement des eaux; on se base alors sur la connaissance exacte des rapports qui existent entre le diamètre du bassin et celui de la tête, ainsi que sur la position de celle-ci, sur le volume et la position du bras, et enfin sur la nature des douleurs. Il ne faut pas trop se fier à la régularité de forme et d'amplitude du bassin, car le bras, couché le long de la tête, diminue l'étendue du diamètre suivant lequel il est situé. Le pronostic sera favorable si le bassin est bien conformé et si, dans ce cas, le bras et la tête appartiennent à un fœtus d'un

(1) Quand la main, voire même le bras, se retire derrière la tête pendant l'accouchement, on peut expliquer ce fait de la manière suivante: le bras trouvant un point d'appui à l'orifice de la matrice ou dans le bassin pendant la descente de la tête, il y a un obstacle mécanique qui s'oppose à ce qu'il continue à descendre, ou encore la tête, primitivement déplacée, s'engage peu à peu dans le détroit supérieur et le pousse ainsi de côté. Scanzoni (*Lehrbuch der Geburtshülfe;* Wien, 1850; vol. II, pag. 430) pense que, dans quelques cas, il faut chercher l'explication de ce retrait de la main dans des mouvements réflexes; il a remarqué que, dans quelques cas, on constate la présence du bras avant celle de la main, alors que plus tard on ne peut plus le trouver. Cela est dû, dit-il, à une douleur provoquée par la pression, douleur qui détermine un mouvement réflexe, sous l'influence duquel le bras se retire. Cette explication nous paraît subtile : en effet, si l'enfant ressent la douleur, elle ne doit pas être assez forte pour amener ce résultat, car, la pression se faisant contre le segment inférieur de l'utérus, la main est comprimée et ne peut se retirer. Il est plus naturel d'admettre qu'avant les douleurs on avait observé des mouvements très-vifs du fœtus, et c'est là qu'il faut chercher la cause de la disparition de l'extrémité supérieure. Arneth (*l. c.*, pag. 59) explique ce fait d'une façon encore plus singulière. « Il est, dit-il, très-
» curieux de voir, dans certains cas, l'utérus, irrité par la partie qui se
» présente, se contracter partiellement et dans diverses directions, tandis
» qu'au commencement du travail les douleurs agissent d'une manière
» ordinaire; le corps de l'utérus se contracte dans certains points autour
» de la partie engagée et la force à se retirer. » Il est impossible de prendre cette explication au sérieux, et, aussi loin que l'on puisse aller, on ne peut admettre des contractions partielles des fibres du corps de l'utérus.

volume ordinaire ; il sera, au contraire, plus réservé si l'enfant est volumineux et si le bras se gonfle sous l'influence de la pression. Il deviendra plus grave si le bassin est mal conformé, s'il est déformé ou rétréci. Il faudra aussi tenir compte de la situation du bras à la paroi postérieure du bassin, position qui sera plus avantageuse que s'il se trouve le long de la paroi antérieure. Il ne faut pas perdre de vue la position occupée par la tète du fœtus, car plus le bras la repoussera hors du détroit supérieur, plus on sera près d'avoir une présentation de l'épaule, et il faudra de toute nécessité faire intervenir l'art, si, une fois engagée dans le bassin, elle exécute un mouvement de rotation, surtout sur son diamètre droit. Enfin il faut prendre en considération la forme de l'utérus et ses contractions, car de là découle l'indication d'agir ou d'une manière douce et modérée d'abord, ou, en cas d'insuccès, d'une façon plus active.

§ XII

Il existe une grande quantité de procédés opératoires pour le traitement de l'accouchement avec présentation du sommet, compliqué de la présence d'un ou de plusieurs membres. En général, la nature triomphe de ces obstacles, et on se borne à l'expectation, aidée de moyens légers, tels que pincer la main qui se présente, retenir le bras, changer la position de la malade et du bras. Dans d'autres cas, au contraire, on a préconisé un traitement plus actif: la réduction du bras avec ou sans engagement de la tête, la version pelvienne, l'extraction par le forceps ; on a même conseillé les tractions sur le bras ou sur la tête et sur le bras, sans compter la perforation, la céphalotripsie et l'embryotomie.

Nous allons passer en revue ces divers moyens.

I. — L'expectation a été vantée par quelques accoucheurs comme le moyen préférable, soit qu'ils considèrent les rapports qui existent, soient qu'ils n'aient aucun égard à ces rapports. Ainsi Rœderer (1) propose ce moyen quand on sent seulement une main du côté de la tête ; s'il y a chute du bras, il conseille d'agir activement, parce que la tête est alors éloignée de l'axe du bassin. Malheureusement il est impossible de prévoir avec certitude si, dans le cours de l'accouchement, la chute de la main ne s'accompagnera pas d'une chute du bras. Rœderer ajoute (§ 637) que, dans quelques cas avant l'écoulement des eaux, quand l'utérus est oblique, on sent seulement la main, et plus tard le bras ; dans ce dernier cas, il faut agir. Pourtant il semble plus rationnel de détourner, par un procédé opératoire, le malheur qu'on attend. Ainsi ces règles ne sont pas suffisantes dans la pratique.

Plenck (2) conseille la même conduite si, dans les cas de chute de la main ou du bras, la tête a une bonne position. S'il est vrai que la position de la tête ait une grande importance dans les cas dont nous parlons, cette position ne suffit pas à elle seule pour servir de base à la conduite de l'accoucheur. D'autres rapports s'ajoutent encore à ceux-là ; nous les mentionnerons plus bas.

Tout en s'occupant de la bonne position de la tête, Saxtorph (3) prend en considération les rapports du bassin et la nature des douleurs ; il compte surtout sur ce que, dans le cas de chute d'une main ou des deux, ces parties sont reportées derrière la tête ; s'il y a chute du bras, il fait la version. Du reste, il paraît avoir changé d'opinion quelques paragraphes plus loin, où il dit qu'une main engagée du côté de la tête est une indication pour la version. Quoi qu'il en soit, on ne saurait recommander l'une ou l'autre de ces méthodes d'une manière absolue, car, la main ne se retirant pas toujours, la présence n'est pas complétement sans danger, et quelquefois, dans le cas de chute de bras, l'accoucheur peut attendre.

Schwarzer (4) demande un certain concours de circonstances pour la conduite expectative. Si la tête est placée régulièrement

---

(1) Rœderer, l. c., § 636, § 638.

(2) Plenck, *Elementa artis obstetriciæ*, pag. 174, 176.

(3) Saxtorph, l. c., § 172, 173, 191, d. 265, 5.

(4) Schwarzer, *Handbuch der Geburtshülfe;* vol. II, pag. 181, § 375, et pag. 339, § 676.

au-dessus de l'entrée du bassin, on doit laisser agir la nature;
il en est de même s'il y a chute du bras ou de la main. Au contraire, s'il existe une déviation de la tête au détroit supérieur, on doit se convaincre, après l'écoulement des eaux,
de la présence ou de l'absence de l'extrémité, et la retenir avec
deux doigts, si elle a une tendance à descendre davantage.
Pourtant, dans ce cas, il vaut encore mieux laisser agir la nature.
Ces conseils sont d'autant plus difficiles à comprendre, que, dans
la même page, cet auteur dit qu'une chute semblable du membre
supérieur peut amener facilement une présentation de l'épaule,
si la tête dévie ; et, dans un autre paragraphe, il regarde la chute
d'une extrémité comme une indication de la version, si la réduction est impossible.

Scanzoni (1) est aussi, dans certaines circonstances, partisan
de l'expectation. Il la conseille toujours avant l'ouverture de la
poche des eaux, pour ne pas s'opposer à une réduction spontanée ; quand la poche est ouverte, il la conseille encore, s'il y a
seulement chute de la main ou d'une partie de l'avant-bras, et
si le mouvement de progression de la tête n'est pas arrêté par
cet accident. Il existe des objections sérieuses à cette règle de
conduite. Il y a des circonstances où l'on peut prévoir avec
certitude, avant l'ouverture de la poche, qu'une réduction spontanée n'aura pas lieu ; alors l'intervention de l'art peut être ici
plus convenable avant qu'après l'écoulement des eaux : il ne
s'agit pas de connaître, ainsi que nous l'avons vu précédemment,
la longueur de la partie qui se présente, ni de savoir si la marche
de la tête est arrêtée par ce fait, mais bien de préciser quelle est
l'extrémité qui se présente avec la tête et si les mouvements de
rotation de cette partie sont changés.

D'après ce court aperçu, nous voyons que les règles de l'expectation ne sont pas tellement posées par les auteurs, que,
dans certains cas particuliers, on puisse s'en rapporter à leur
opinion. On ne trouve pas toujours toutes les conditions favorables réunies chez une malade, et, lors même qu'elles existent, on
ne peut pas non plus compter sur leur durée constante pendant
le temps du travail ; alors il faut se demander si, dans certains

(1) Scanzoni, *l. c.*, pag. 431

cas, il ne vaut pas mieux faire intervenir l'art que de s'en rapporter à la seule force de la nature.

Pourtant c'est à cette dernière que l'on doit se fier dans certains cas, tels que, par exemple :

Lorsque la main ou le bras d'un fœtus bien conformé, à quelque distance qu'ils se présentent, n'exercent pas une influence
fâcheuse sur la position de la tête, et que celle-ci se trouve
placée régulièrement au-dessus ou au niveau d'un bassin bien
conformé ; et lorsque le bras est placé de telle façon, par rapport
à la tête, qu'il ne peut s'opposer, pendant la durée du travail,
ni aux mouvements de rotation, ni à ceux de progression de
cette partie.

Ces règles sont suffisantes dans le cas de chute des deux bras.

II. — Wigand (1), surtout, regarde la position comme un moyen
très-puissant pour s'opposer à ce que la chute d'une partie de
l'enfant ne soit pas poussée plus loin. Il conseille de placer le sujet
sur le côté opposé à celui de la chute, pour que la tête puisse
faire un obstacle. En cas de nécessité, en introduisant des doigts
ou des éponges, on doit chercher, en pressant sur le côté opposé, à faire passer la tête du côté où se trouve l'extrémité ou le
cordon. Nous ne croyons pas que ce moyen donne des résultats
bien brillants, et que la force de contraction repousse toujours la
partie engagée, car Wigand dicte lui-même la conduite à tenir
en cas d'insuccès. Dans le cas de procidence du cordon, où la
position de la malade doit être avantageuse, nous ne l'avons pas
vu donner de bien heureux résultats. Froriep (2) veut aussi obtenir
la rétraction de la main, par le changement de position de la
mère. D'autres, tels que Zeller (3), Carus (4), d'Outrepont (5),
conseillent ce moyen après la réduction, et seulement pour
s'opposer à une récidive.

(1) Wigand, *die Geburt des Menschen*, vol. II, pag. 288.

(2) Froriep, *Handbuch der Geburtshülfe*, pag. 410, § 451.

(3) Zeller, *Lehrbuch der Geburtskunde*, pag. 123.

(4) Carus, *Lehrbuch der Gynäcologie*, vol. II, pag. 523, § 1523.

(5) D'Outrepont, *Abhandlungen und Beiträge Geburtshülflichen Inhalts*;
Bamberg, 1822 ; vol. I, pag. 60.

Ainsi que nous l'avons dit précédemment, nous ne croyons pas que la position de la malade puisse beaucoup pour faire retenir un membre engagé ; cependant nous conseillerions d'avoir recours à ce moyen dans un des cas suivants :

a) Lorsque, la tête étant déviée latéralement, on ne peut encore tenter son engagement artificiel et que l'on peut cependant prévenir ou arrêter la chute d'une extrémité ;

b) Lorsque, dans une position normale de la tête, on a réduit le bras ou que celui-ci se réduit spontanément ;

c) Si, après la réduction du bras, on a été forcé de faire l'engagement artificiel de la tête.

Il est évident qu'il ne peut être question de ce moyen dans le cas de chute des deux bras, surtout avant la réduction.

III. — La position artificielle du bras est vivement recommandée par plusieurs accoucheurs. En proposant ce procédé, ils ont eu en vue surtout de favoriser le mouvement de progression de la tête, auquel le bras fait obstacle, et cela sans s'occuper de l'influence que cette partie peut avoir sur l'engagement et les mouvements de rotation. Il faut, par conséquent, pour réussir, écarter le bras à tout prix, et l'on trouve cités les divers points du bassin qui sont les plus favorables à cette manœuvre. Ainsi El. de Siebold (1) affirme que ce n'est que lorsqu'on a repoussé le bras enclavé contre l'articulation sacro-iliaque que l'accouchement peut se terminer à l'aide du forceps. Velpeau (2) désigne le même point comme étant le plus favorable, lorsque la tête est dans le bassin, tandis que Baudelocque (3), Gardien (4) et Capuron (5), proposent de diriger le bras vers l'une des échancrures sciatiques. Froriep (6) conseille de tirer le bras

---

(1) El. de Siebold, *Lehrbuch der Entbindungskunde,* v. II, pag. 299 , § 493.

(2) Velpeau, *l. c.,* pag. 414 .

(3) Baudelocque, *Anleitung zur Entbindungskunst,* trad. de Meckel , vol. I, pag 725.

(4) Gardien, *l. c.,* vol. II, pag. 487.

(5) Capuron, *l. c.,* pag. 179.

(6) Froriep, *l. c.,* § 451.

de côté et en arrière dans le bassin ; Meissner (1) veut que, avant
de conduire le bras dans la concavité du sacrum, on saisisse la
tête avec le forceps, pour la faire passer ensuite par-dessus le
bras. Kilian (2) pense que, lorsqu'on a tenté sans succès de retenir ou de réduire la main, il n'est pas prouvé que l'accouchement devienne plus grave, surtout si l'on sait conserver avec soin
le bras dans la partie la plus large du bassin. Burns (3) veut
aussi qu'on le pousse de côté, dans un point où il ne puisse
gêner le passage de la tête, et cela sans donner d'autre indication.

Dans le cas de chute des deux bras, et lorsque l'application du
forceps est difficile, El. de Siebold (4) conseille de repousser les
deux membres en arrière.

Quelque grandes que soient les autorités qui préconisent le
déplacement du bras, nous devons avouer que nous ne compre-
nons pas le but de cette recommandation, car c'est justement
alors que l'on doit le plus désirer la présence du bras; comme,
lorsque la tête est fixée ou enclavée dans le bassin, c'est alors
que le déplacement est, sinon impraticable, tout au moins dange·
reux. Il n'est pas non plus vrai de dire qu'il faille toujours choisir
l'endroit le plus large du bassin comme le plus convenable à
tous égards, car nous avons vu que les rapports du bras avec la
tête ont la plus grande importance. Si quelquefois il est possible
de déplacer le bras, il faut reconnaître que cette recommandation de le placer dans l'endroit où le bassin est le plus large
est beaucoup trop générale. Si, par exemple, dans une première
position du sommet, le bras droit se trouve engagé sur le côté
droit et en avant de la tête, où faudra-t-il le porter ? Ou encore,
dans une seconde position du sommet, le bras gauche se trouve
du côté gauche de la tête, et tellement en avant qu'il empêche
la rotation de la petite fontanelle en avant, et retarde ainsi le
mouvement de progression ; ce bras se trouve alors dans l'espace
le plus large du bassin, et, en suivant cette règle, il faudrait le
pousser de cet espace dans un autre beaucoup plus petit.

(1) Meissner, *Forschungen des 19. Jahrhunderts* ; vol. IV, § 180.

(2) Kilian, *die Geburtslehre*, vol. II, pag. 442, § 306, note 2.

(3) Burns, *l. c.*, pag. 455.

(4) El. de Siebold, *l. c.*, § 493, vol. II, pag. 493.

Nous ne pouvons donc pas approuver le précepte général du déplacement du bras, car il peut arriver que, pour n'avoir pas agi à temps dans le cas où ce déplacement est à désirer, il ne devienne dangereux à pratiquer ; et il ne paraît pas utile dans le cas où on peut le faire, car alors la réduction est un moyen plus radical. Cela est surtout bon lorsque les deux bras se trouvent du côté de la tête. Lorsque la tête est convenablement placée pour l'application du forceps, un bras engagé n'est plus un obstacle insurmontable ni pour l'application de l'instrument, ni pour la terminaison de l'accouchement, et, dans ce cas encore, il est inutile de tenter le déplacement.

IV. — La réduction incomplète du bras, dans le seul but de le ramener derrière la tête, peut être tentée de deux manières, dont chacune a ses partisans parmi les auteurs :

a) Il faut pincer les doigts de l'enfant, pour provoquer par les douleurs le retour de la main à sa place. Deventer (1) conseille d'user de ce moyen avant l'écoulement des eaux et avant que la tête ne soit fixée. La Siegemundin (2) le recommande ; pourtant elle avertit de ne pas se servir des ongles, pour éviter la déchirure des membranes ; elle dit avoir réussi dans l'intervalle des douleurs. Meckel (3) a aussi une grande confiance dans l'emploi de ce moyen, et son opinion paraît se baser sur l'expérience. Gardien (4) et Capuron (5) ne veulent pas en entendre parler ; pour eux, c'est un procédé très-incertain, et, autant que nous le sachions, il n'est jamais employé par les accoucheurs allemands.

b) Il faut mettre des morceaux de glace dans la main, pour provoquer la rétraction.

---

(1) **Deventer**, *l. c.*, pag. 301 et 302.

(2) **Siegemundin**, *l. c.*, pag. 37, 53.

(3) **Meckel**, dans une note de sa traduction de Baudelocque, vol. I, pag. 728. Credé pense (*l. c.*, pag. 159) que Baudelocque même n'a pas conseillé ce moyen.

(4) **Gardien**, *l. c.*, vol. II, pag. 485.

(5) **Capuron**, *l. c.*, pag. 178.

On peut admettre que, en employant ces moyens, le fœtus retire la main à lui, comme il arrive dans les cas de présence du pied, alors qu'on le chatouille en explorant la face plantaire. Cependant, en agissant ainsi, on ne peut pas être sûr de réussir. En supposant même que l'on réussisse par ce moyen, on ne peut pas affirmer qu'il n'y aura pas une nouvelle action sur la tête, et qu'une nouvelle douleur ne fera pas redescendre la partie repoussée. Il y a plus : c'est qu'un bras incomplétement rentré peut, dans certains cas, être un obstacle aussi sérieux qu'un bras qui se présente en entier, et on le reconnaît moins vite, ce qui offre du désavantage : c'est ce que démontrent complétement les expériences d'Osiander (1). Il y a plus : pour réussir par ce moyen, il faut trouver une grande mobilité du bras unie à une chute insignifiante, ce qui est une condition *sine quâ non ;* mais alors on pourrait tenter la réduction avec beaucoup plus de chance de succès.

Ce moyen de traitement de la chute d'une main offre trop peu de chance de succès, et on doit y renoncer d'autant plus que, en l'employant trop légèrement, on court le risque d'amener une trop prompte rupture des membranes.

V. — On a recommandé de fixer le bras, pour qu'il ne puisse s'opposer au mouvement de progression de la tête. Peu (2), le premier, a conseillé d'agir de la sorte ; après lui sont venus Froriep (3), Busch (4), Gardien (5), Capuron (6) et Schwarzer (7). De Ritgen (8) et Wigand (9) se sont surtout montrés opposés à cette opinion. Le premier pense que, en agissant de la sorte, on

---

(1) Osiander, *Annalen der Entbindungslehranstalt*, etc., vol. I, St. I, pag. 70; St. 2, pag. 16.

(2) Peu, *la Pratique des accouchements*, pag. 399.

(3) Froriep, *l. c.*, pag. 410.

(4) Busch, *l. c.*, pag. 349.

(5) Gardien, *l. c*, vol. II, pag. 486.

(6) Capuron, *l. c.*, pag. 178.

(7) Schwarzer, *l. c.*, pag. 181.

(8) Ritgen, *die Anzeigen der mechanischen Hülfen*, etc., pag. 97.

(9) Wigand, *l. c.*, vol. II, pag. 288.

provoquerait une position vicieuse de la tête, à laquelle il serait plus tard difficile de remédier. Le second est opposé au procédé parce qu'il croit que l'introduction des doigts de l'accoucheur, du côté où la chute a eu lieu, augmente l'amplitude du bassin, et qu'on favorise ainsi l'engagement du bras. Pour arriver à ce résultat, il veut, ainsi que nous l'avons déjà dit, rectifier la position, en faisant avancer la tête du côté opposé.

Pour la suite du travail, nous ne trouvons aucun avantage à retenir le bras ou la main, et on doit plutôt considérer ce moyen comme incertain et retardant l'intervention efficace de l'art.

Par l'emploi de ce moyen, on a en vue d'arrêter la chute de l'extrémité et de faire descendre la tête de ce côté. Si les circonstances sont favorables, à mesure que la tête avance il faut repousser la main que l'on a fixée; il arrive que ces parties se présentent l'une à côté de l'autre à l'entrée du vagin, et on peut reconnaître que l'accouchement se terminera seul, car il n'y a eu aucun changement. Si la partie qui est descendue influe d'une façon réellement fâcheuse sur les mouvements de rotation et de progression de la tête, il ne suffit plus de la fixer. On n'éloigne pas l'obstacle par ce procédé; tout reste, au contraire, comme devant, surtout si les parties sont couchées l'une contre l'autre dans la cavité du bassin. Le procédé de Wigand ne sera pas non plus d'une grande utilité si la chute a lieu plus loin; on doit le recommander dans le cas où, après la réduction, on veut s'opposer à une chute nouvelle.

VI. — Pour le traitement de cet accident, il est de la plus grande importance d'opérer la réduction de la partie engagée. Dans quelques cas, seule elle suffit; dans d'autres, il faut la faire suivre immédiatement de la version céphalique. En opérant la réduction d'une extrémité, il faut repousser celle-ci jusqu'au-dessus de la tête, et le membre doit être placé de telle sorte qu'une nouvelle chute soit impossible. Pour parer à cet accident, il faut quelquefois employer d'autres moyens que la position de la malade, par exemple la pression de la tête sur le côté par lequel la chute s'est produite, et l'engagement artificiel si elle s'est déplacée au détroit supérieur. Si l'on veut opérer heureusement la réduction,

il faut la faire avec toute la main, et non avec les doigts seulement, ainsi que Zeller, Fried et Osiander prétendent l'avoir
opérée.

La réduction d'un seul bras ou des deux est un moyen conseillé depuis longtemps déjà pour aider le travail. Rueff (1) donne
à ses accoucheuses des recommandations à ce sujet, il leur
indique la manière d'agir ; mais tout cela est très-incomplet.
Peu (2) donne des indications formelles à ce sujet ; il dit : « Après
» quoi l'on prend la main, le bras, tous les deux s'ils s'y ren-
» contrent ; on tâche de les repousser doucement l'un après
» l'autre au-dessus de la tête, commençant par celui qui est le
» moins avancé, pour leur faire reprendre leur première situation
» s'il est possible ; sinon l'on essaye de les coucher le long du
» corps. On profite, pour cette réduction, de l'intervalle des dou-
» leurs. » La Siegemundin (3) et Deventer (4) préconisent ce
moyen ; la première l'emploie pendant l'engagement de la tête.
Mauriceau (5), qui a réussi souvent par l'emploi de la réduction,
le recommande encore plus vivement. Baudelocque (6) aime
mieux y avoir recours que de laisser passer ensemble le bras
et la tête. D'autres accoucheurs, tels que Saxtorph (7), d'Outrepont (8), montrent par quelques citations qu'on peut les considérer comme partisans de ce procédé.

Parmi les accoucheurs de notre temps, il y a surtout Wigand,
Kilian, Naegele et Scanzoni qui se montrent partisans de la
réduction ; mais ils ne nous paraissent pas avoir établi d'une manière assez évidente les cas dans lesquels il faut préférer la réduction à la version ou à d'autres moyens. Ainsi Wigand (9) dit
avoir opéré lorsque la main engagée est large, épaisse et forte-

(1) Rueff, *Ein schön lustig Trostbüchle*, etc., lib. IV, chap. VII et VIII.

(2) Peu, *l. c.*, pag. 400.

(3) Siegemundin, *l. c.*, pag 65.

(4) Deventer, *l. c.*, pag. 302.

(5) Mauriceau, *l. c.*, obs. 15, 144, 152, 163, etc.

(6) Baudelocque, *l. c.*, pag. 724.

(7) Saxtorph, *Gesammelte Schriften*, pub. par Scheel ; pag. 279.

(8) D'Outrepont, *l. c.*, pag. 60.

(9) Wigand, *l. c.*, pag. 291.

ment fixée, et que les os de la tête sont forts, fixes, immobiles et couverts de cheveux crépus et nombreux, parce qu'alors la version est très-dangereuse. Kilian s'explique différemment dans deux endroits : dans le premier (1), il dit qu'on doit fonder le plus grand espoir sur les tentatives de réduction ; dans un autre (2), il prétend que la réduction des bras ne présente des chances favorables de succès que lorsque les membranes sont encore intactes. Naegele (3) et Scanzoni (4) veulent toujours que l'on attende l'écoulement des eaux ; alors seulement ils conseillent d'agir, si la réduction ne s'est pas opérée spontanément. On pourrait facilement multiplier les citations d'auteurs parlant dans le même sens, mais qu'il nous suffise de dire qu'aucun d'eux ne formule d'une manière très-claire les cas d'indication de cette opération.

De même qu'elle compte de nombreux et chauds partisans, la réduction a aussi des adversaires très-prononcés. En tête il faut citer de la Motte (5), qui blâme vivement Mauriceau pour ses tentatives de réduction, parce que, après une version pelvienne, on a l'accouchement en main, et il conseille instamment d'y recourir. Levret (6) se prononce aussi contre le conseil donné par Mauriceau de porter le bras derrière la tête ; cependant il admet que dans quelques cas il faut suivre ce précepte, surtout quand les manœuvres exercées sur le bras pourront amener une présentation de l'épaule, ou bien une présentation de la tête. Dans un autre passage (§ 761), il recommande, avant de faire la version pour la chute du bras, de bien examiner si un autre accoucheur n'a pas déjà déchiré le vagin, en essayant de réduire d'après le mauvais conseil de Mauriceau. Dans ces circonstances, il ne s'agit que des positions vicieuses ; car, pour cet auteur, la version

---

(1) Kilian, *die Geburtslehre,* etc., vol. II, pag. 442.

(2) Kilian, *Operationslehre für Geburhelfer,* vol. I, pag. 824.

(3) Naegele, *Lehrbuch der Geburtshülfe,* pub. par Grenser; pag. 564, § 654.

(4) Scanzoni, *l. c.,* vol. II, pag. 432.

(5) De la Motte, *l. c.,* livre III, chap. XXXI et XXXII.

(6) Levret, *Kunst der Geburtshülfe,* trad. par Held; vol. 1, § 242; vol. I, § 761 et 726.

est toujours indiquée si l'enfant ne se présente pas par les pieds ou par la tête (§ 726).

Ritgen (1) se prononce plus clairement contre la réduction des deux bras ou d'un seul. D'après lui, il ne faut pas réduire dès que la tête s'engage, parce qu'on s'expose ainsi à avoir une position vicieuse de la tête, même en supposant qu'elle se retire tout à fait; il n'y faut pas songer quand la tête s'engage dans le bassin, car alors on déplace inévitablement celui-ci, et il faut faire la version. D'après cette explication, il est facile de voir que Ritgen n'a pas étudié sérieusement la réduction et qu'il la rejette dans tous les cas. 1º Si la réduction entraîne facilement un déplacement de la tête dans une position régulière, presque toujours on peut facilement remédier à cet accident, soit par un engagement, soit par la position, etc. 2º Il est sûr que les déplacements de la tête qui existent déjà dépendent souvent de la position du bras, et ces accidents sont moins à redouter après la réduction. 3º Enfin on peut affirmer que, si un changement dans la position de la tête arrive inévitablement, il sera beaucoup moins dangereux pour la mère et pour l'enfant que l'enclavement, quand bien même on serait encore forcé de faire la version.

Nous allons encore citer Arneth (2) comme un des adversaires de la réduction, bien qu'il rapporte une observation dans laquelle il employa ce procédé opératoire, avec succès pour la mère et pour l'enfant. D'après lui, on ne doit opérer la réduction que lorsqu'on peut la faire sans employer de force. D'après cette opinion, on ne peut essayer sans danger de réduire des parties un peu volumineuses du fœtus, telles que l'avant-bras, les jambes, etc., parce qu'en agissant avec force on porte préjudice à l'enfant et l'on obtient seulement un semblant de succès. Si l'extrémité qui se présente est enclavée, elle ne peut être repoussée en haut qu'en partie, puis elle se présente de nouveau dans la même position ou dans une position plus désavantageuse. D'après ce que nous avons dit, il est à supposer qu'Arneth n'a pas compris le but de la réduction. Une pression légère exercée contre la main n'opère pas la réduction du membre engagé; il faut une

---

(1) Ritgen, *l. c.*, pag. 96 et 97.

(2) Arneth, *l. c.*, pag. 58 et 60.

certaine force pour porter le bras derrière la tête ; mais la force nécessaire dans ce cas n'est pas comparable à celle qu'il faut déployer dans certaines opérations, telles que la version par exemple, et, si l'on agit à temps, il n'y a pas de danger pour l'enfant. L'expérience prouve que, si l'on opère la réduction en suivant les règles de l'art, le succès n'est pas seulement apparent, mais il peut en être ainsi si l'on agit mollement du côté de la tête. Enfin il est vrai de dire qu'il ne faut plus réduire quand la tête est enclavée ; dans ce cas, cette opération offre de graves dangers.

Très-souvent, à la suite de la réduction, on est obligé de faire l'engagement artificiel de la tête et de lui donner une bonne direction, car il est très-rare qu'un bras descende sur un des côtés de la tête régulièrement placé au-dessus du détroit supérieur, soit que le bras la pousse de côté, soit qu'elle se déplace dès le début du travail, ce qui favorise la chute du membre. Si l'on n'a pas recours à ce second procédé opératoire, il ne faut pas attendre de résultat bien satisfaisant de l'emploi de la réduction seule. Nous serions entraînés trop loin si nous voulions examiner ici les différentes opinions émises sur le mode de traitement.

Nous dirons seulement qu'en général les auteurs partisans de l'engagement de la tête sont ceux qui préconisent la réduction et qui ont une grande confiance dans l'emploi du forceps, tandis que ceux qui comptent sur le succès par l'emploi de la version pelvienne ne veulent de la réduction sous aucun prétexte, soit qu'ils ne connaissent pas le forceps, soit qu'ils n'aient pas grande confiance dans sa puissance d'action. Osiander et de la Motte représentent ces deux opinions. Le premier, trop confiant dans l'emploi de son forceps, appelle l'engagement artificiel de la tête « une excellente manière de pratiquer l'accouchement » ; il assure que la chute d'une main, puis celle des deux bras, ne sont presque jamais une indication d'opérer la version. Il est parfaitement connu que la Motte ne renonçait à tenter la version que lorsqu'il lui était tout à fait impossible de saisir les pieds ; il pratiquait même cette opération dans les cas où la nature seule aurait pu triompher de tous les obstacles, et cela en vue d'épargner des douleurs à la mère.

Si, après avoir passé en revue les opinions des divers auteurs sur l'opportunité de la réduction, nous voulons examiner les conditions dans lesquelles on peut selon nous tenter cette opération, il est évident que la bonne direction de la tête devient une circonstance favorable et même un temps de l'opération. La réduction, employée seule, suffira si la tête se trouve au niveau du détroit supérieur, avec un utérus dans une bonne direction et bien conformé ainsi que le bassin, et si la tête ne se déplace pas pendant l'opération. Il faut en même temps réduire et remettre la tête dans une bonne direction, si elle s'est déplacée dès le début.

La réduction sera indiquée dans les circonstances suivantes, que la poche des eaux soit ou non rompue :

1º Quand le bras qui se présente s'oppose à l'engagement normal et régulier de la tête ;

2º Quand, avec une présentation du bras, la tête s'est déplacée au niveau du détroit supérieur, et que l'engagement artificiel devient nécessaire. Si les deux bras se présentent, il suffira quelquefois de réduire celui des deux qui fait obstacle à l'engagement, en supposant que l'autre ne s'oppose nullement aux mouvements de rotation et de progression de la tête, ainsi que nous l'avons vu à propos du mécanisme de l'accouchement ;

3º Quand on peut craindre que le volume du bras engagé ne fasse obstacle à la progression de la tête et quand ce fait a lieu déjà alors que l'on peut opérer la réduction ;

4º Quand l'étroitesse du bassin fait redouter le même accident ou lorsqu'il s'est présenté ; à plus forte raison, il faudra opérer si les deux bras s'engagent ;

5º Enfin quand les deux bras, en se présentant, empêchent les mouvements de rotation de la tête dans le bassin et que la réduction d'un seul peut faire disparaître les obstacles.

L'opération sera contre-indiquée :

1º Dans tous les cas où nous avons vu que l'extraction de l'enfant par les pieds a accéléré la marche de l'accouchement;

2º Lorsque, avant ou après la rupture de la poche des eaux, la tête est encore très-haut dans l'utérus et que le bras se présente à peine — la tête est alors dans une position vicieuse — ou quand les deux bras s'engagent simultanément, ou enfin quand en même temps le cordon est noué dans une grande étendue. Dans ces conditions, la chute se reproduit, et l'on doit considérer comme tout à fait exceptionnels les cas où la réduction seule est suivie de succès, comme dans celui que nous avons rapporté

au § 6. La tête reprend alors sa position vicieuse, et la version pelvienne est suivie d'une terminaison plus rapide et moins doulou-
reuse de l'accouchement;

3° Lorsque la tête et le bras sont fixés profondément, alors,
s'il le faut, on peut appliquer le forceps pour terminer le travail.
On trouve, il est vrai des circonstances dans lesquelles la réduction est encore possible, alors même que la tête est profondément située, et en cas d'insuccès on peut la repousser et lui imprimer une autre direction. Osiander(1), par exemple, rapporte le
fait suivant : La tête, encore profondément située, n'exécutait
pas dans le temps voulu ses mouvements de progression ; il ap-
pliqua le forceps et exerça des tractions inutiles. En explorant à
diverses reprises, il constata la présence du bras gauche en haut
et derrière la face ; il le repoussa au-dessus du détroit supérieur,
et, après l'avoir refoulé la tête en haut, car le bras reprenait
toujours sa position vicieuse, il fit la version et amena l'enfant vivant. Personne, aujourd'hui, n'essayera de pareils tours
d'adresse, avec d'autant plus de raison qu'ici l'obstacle était
plutôt produit par l'inertie du col que par la présence du bras ;

4° Lorsqu'on peut prévoir qu'on ne pourra réussir à engager la tête, qui est déviée ou dans une position vicieuse, ou
si après l'engagement elle se déplace de nouveau ;

5° Si la main rencontre une opposition spéciale dans l'utérus,
telle que des crampes de l'orifice ou de tout l'organe par exemple, il faut alors, avant toute autre chose, guérir cet état pathologique.

Si maintenant nous venons à étudier l'opération en elle-même,
nous remarquerons d'abord que, de même que pour la version
pelvienne, si on laisse échapper le moment favorable d'agir,
elle sera plus difficile et même impossible. Elle devient d'autant
plus difficile que l'on tarde davantage, et souvent impossible
alors qu'on désire le plus la tenter. Les manuels d'accouchement
ne contiennent que des préceptes généraux sur la manière de
réduire le bras, et, comme cette opération est très-difficile sinon
impossible à exécuter sur le mannequin, il s'ensuit que ceux qui
débutent dans la pratique de l'art des accouchements en sont

(1) Osiander, *Annalen der Entbindungslehranstalt zu Göttingen*, vol. I,
H. I., pag. 86.

réduits à agir presque au hasard. Pour reconnaître la vérité de ce que nous avançons, il suffit de lire les règles de conduite que donne Kilian (1) au sujet de cette opération. Les voici : « On » introduit la moitié de la main pour percer la poche des eaux ; » cela fait, on cherche en même temps à repousser derrière la » tête l'extrémité qui se présente. Il faut avoir soin de mettre » peu de force, et, en faisant agir les articulations du bras, fixer » celui-ci à l'entrée du bassin avec la moitié de la main, qui agit » comme un levier jusqu'à ce que les douleurs se fixent en ce » point. » Est-il possible de croire que, dans de pareilles conditions, la moitié de la main suffise pour repousser le bras derrière la tête ?

En opérant, il faut surtout prendre en considération les points suivants :

a) La position de la malade. Elle a de l'importance suivant que la réduction suffira seule ou qu'elle devra être suivie de l'engagement artificiel de la tête. Dans le premier cas, on doit laisser la malade dans le décubitus dorsal et en long dans son lit, en ayant toutefois le soin de mettre un coussin assez haut sous le siége, et en laissant le vagin libre. On pousse la malade sur le bord gauche du lit quand on opère avec la main gauche, et sur le bord droit quand on opère avec la main droite. Après la réduction, et afin de prévenir autant que possible une récidive, on la fait coucher sur le côté opposé à celui vers lequel la chute s'est opérée. Dans le cas de présentation des deux bras, il faut mettre la malade en travers ; il en est de même lorsque la réduction est impossible d'une seule main et lorsque la tête est déplacée, car il n'est pas toujours possible d'opérer l'engagement avec la même main qui a fait la réduction. A-t-on fait l'engagement de la tête au lieu de faire tourner la malade sur le côté, il est préférable de fixer la tête par une pression de dehors en dedans, exercée sur le côté même du déplacement, ainsi que le veut Wigand, et il faut continuer jusqu'à ce que la tête soit fixée. Si les douleurs manquent ou si elles diminuent, on doit donner le seigle ergoté.

b) Le choix de la main. De même que pour la version

(1) Kilian, *Operationslehre*, vol. I, pag. 324.

pelvienne, le succès de l'opération, dans les cas de réduction et d'engagement de la tête, dépend beaucoup du choix de la main que l'on emploie. Il faut bien remarquer si un seul bras se présente ou si les deux sont engagés et si l'engagement artificiel de la tête doit suivre la réduction. Lorsque le dos de l'enfant est à gauche, ainsi que la fontanelle postérieure, on réduit le bras droit avec la main gauche, et le gauche avec la main droite, quand chacun d'eux est couché du même côté de la tête. On a ainsi, il est vrai, le désavantage de ne pas pouvoir se servir de la même main pour l'engagement de la tête. En seconde position, il vaut mieux, dans les mêmes conditions, se servir de la main opposée. Dans le cas de chute simultanée des deux bras, il faut nécessairement changer de main.

Si, en première position, l'occiput est tourné en arrière, on réduit le bras droit avec la main droite; on peut ainsi d'autant mieux réduire avec la main gauche le bras gauche, qui se trouve couché en arrière. Dans le cas de seconde position, il faut suivre les mêmes préceptes, en se servant des mains opposées. Cette règle générale est susceptible de quelques exceptions fortuites, ainsi que cela se présente pour la version pelvienne, mais ces circonstances arrivent pendant l'opération.

c) L'exécution de la réduction. De même que la procidence d'une anse du cordon ne peut être considérée comme complétement réduite que lorsqu'on l'a ramenée jusqu'au-dessus de la tête, de même la réduction d'un bras n'est complète que lorsqu'on l'a ramené au-dessus de la tête, le long de la paroi antérieure du bassin. Alors la réduction ne peut jamais se faire avec deux doigts; dans quelques circonstances rares, il suffit d'engager la moitié de la main, mais on s'expose ainsi à ne pas réussir complétement. Ce demi-succès est quelquefois le plus grave des accidents à redouter; car dans le premier cas on connaît l'obstacle qui arrête le travail, et dans le second on redoute le même danger et on n'en connaît la cause que lorsque la tête est déjà engagée dans le bassin.

Lorsque, après la sortie du tronc, la tête se trouve encore dans le bassin, il faut faire descendre le bras sur les parties latérales de la tête, ou au-dessus de la face, le long de la paroi antérieure de la poitrine; on doit essayer de les faire remonter pendant la réduction. Si nous supposons une première position avec le bras

droit étendu sur le côté droit de la tête, on porte la main gauche
dans le vagin comme pour la version, on met la face dorsale en
avant, le coude fortement abaissé du côté du périnée, et on
pousse la main contre la paroi interne du bassin et l'avant-bras,
jusqu'à ce que la face interne des quatre doigts soit en contact
avec cette paroi. Si alors on poussait le bras directement en haut,
il se placerait sur la nuque ou l'occiput de l'enfant, ce qui exposerait à de graves conséquences. Pour obvier à cet inconvé-
nient, on dirige l'avant-bras et les quatre doigts vers la face et
plus haut vers la poitrine; la main décrit alors un demi-cercle
suivant son axe vertical, et cela de telle sorte que la face pal-
maire se trouve dirigée vers la paroi antérieure du bassin. On
retire alors la main et on termine la réduction en poussant le
coude en haut. Si l'avant-bras est allongé sur le bras, on doit
préalablement fléchir l'articulation du coude, puis réduire de la
même manière. Dans quelques cas, surtout quand il survient des
difficultés pendant la réduction, il devient nécessaire de saisir
fortement le bras. Dans ce cas, il n'est pas nécessaire d'employer
toute la main pour agir; cette partie occupe un trop grand espace, et on peut alors provoquer une position vicieuse de la
tête ou s'exposer à un succès incomplet. Après la réduction, si
l'engagement de la tête est nécessaire, on opère d'après la méthode de Busch, que nous avons déjà indiquée. S'il y a prolapsus
du cordon, on ne s'occupe de le réduire qu'après la réduction
du bras.

Si, dans de pareilles circonstances, c'est le bras gauche qui est
descendu le long de la paroi postérieure du bassin, on introduit
l'autre main comme pour la version, et on la dirige vers le côté
gauche de cette paroi postérieure, jusqu'à ce qu'on arrive au
bras qui se présente. Ce qu'il y a de mieux à faire, c'est d'ap-
puyer les doigts à la partie supérieure du bras et de pousser
l'avant-bras de son côté par-dessus la poitrine. Il n'est pas
nécessaire de faire un mouvement de rotation de la main pour
arriver à ce résultat, car, en poussant en avant, l'extrémité
vient se coucher le long de la paroi antérieure de l'enfant.

Si la fontanelle postérieure est dirigée en arrière et à gauche,
et que le bras droit se présente le long de la paroi antérieure du
bassin, il faut introduire la main droite dans le vagin; on
tourne la face dorsale du côté de la cavité glénoïde gauche, on

rapproche l'avant-bras de la partie supérieure du bras, où la main de l'opérateur doit exécuter un mouvement de rotation tel qu'à la fin la face dorsale se trouve tournée en avant. Si le bras gauche paraît à gauche, on le réduit avec la main du même côté, en agissant comme si l'on voulait faire la version, jusqu'à ce qu'on gagne l'avant-bras qui se présente. On le pousse alors en haut vers la partie supérieure du bras ; puis, saisissant le coude, on pousse tout le membre en avant et en haut sur la paroi de la poitrine, et cela en faisant décrire à la main un mouvement de rotation tel, que la face dorsale soit à la fin dirigée à droite et en avant.

Pour la seconde position, on devra agir de même ; seulement, ainsi que nous l'avons dit précédemment, on devra choisir la main opposée pour agir.

VII. — L'emploi de la version pelvienne, dans les cas d'accouchements compliqués de la chute d'un ou de plusieurs membres, a eu ses partisans et ses ennemis. Deventer, ainsi que nous l'avons vu, est pour l'emploi de la réduction dans le cas de chute de bras et quand l'utérus est dans sa direction normale ; mais, s'il y a obliquité de celui-ci, il conseille de faire la version. De la Motte veut qu'on s'en serve toutes les fois que les circonstances le permettent. Il en est de même de Fried (1). S'il y a chute de deux bras et qu'une faible traction ne réussisse pas, il faut toujours opérer la version. Rœderer (2) l'emploie dans les mêmes conditions que Deventer ; si l'on ne peut pas changer la direction de l'utérus, on ne peut pas réduire. Saxtorph (3) regarde la chute d'une main, d'un bras ou d'un pied, comme une indication d'opérer la version pelvienne ; il classe cet accident parmi les accidents dangereux qu'on doit terminer rapidement, bien que, comme nous l'avons vu précédemment, il cite un cas de réussite par la réduction du bras. Deleurye (4) demande d'une manière plus absolue l'emploi de la version ; il rejette compléte-

(1) Fried, *Anfangsgründe der Geburtshülfe*, pag. 129.

(2) Rœderer, *l. c.*, § 635, 636 et 640.

(3) Saxtorph, *Auszug*, etc., § 265, p. 229.

(4) Deleurye, *Abhandlung über die Geburten*, etc.; traduit par Flemming, pag. 213.

ment la réduction des membres, pendant que Baudelocque (1),
tout en reconnaissant l'avantage de ce procédé, conseille de ne
l'employer que lorsque la tête est déviée de l'axe du bassin par la
présence des bras. Haselberg (2) partage complétement cette opinion; mais tous deux oublient que souvent le déplacement de la
tête détermine la chute du membre, et qu'en faisant la réduction
l'engagement artificiel fait disparaître le déplacement; en cas
d'insuccès, on est à temps pour opérer la version. Busch (3), au
contraire, regarde la version comme inutile, parce que, dans le
cas de présentation d'un bras, on peut le retenir ou le réduire,
et engager la tête placée au détroit supérieur; il n'admet l'emploi
de la version que pour le cas de chute des deux bras, alors qu'ils
sont fortement engagés, la tête située très-haut et le bassin
rétréci. Ailleurs, cependant (4), il considère la chute d'un bras
comme une indication pour la version. Pour Froriep (5), les
dimensions du bassin ont une grande influence sur l'emploi de
la version, car on peut la faire si le bassin est peu rétréci et la
tête encore mobile. Dans d'autres circonstances, il compte sur
l'effet de la bonne position du sujet, la position du bras et la
possibilité de le retenir. Wigand (6) conseille la version, lorsque
les moyens que nous avons indiqués précédemment, tels que le
refoulement du bras et de la main, ont échoué; il recommande
de prendre garde au développement considérable des enfants; la
version, dans ce cas, est dangereuse. Pour si vrai que cela soit, il
est facile de voir que, si l'on tarde d'opérer quand le moment est
venu, on ne peut qu'aggraver la situation et augmenter le danger.
— La crainte seule de la tuméfaction du bras portait Zeller (7) à
regarder la version comme le procédé le plus sûr si la tête est
mobile, même faiblement, ou si elle est fortement pressée au détroit
supérieur. — Pour El. de Siebold (8), la marche du travail influe

(1) Baudelocque, l. c., vol. I, pag. 727.

(2) Haselberg, l. c., pag. 181.

(3) Busch et Moser, *Handbuch der Geburtskunde*, vol. III, pag. 18.

(4) Busch, *Handbuch*, § 893.

(5) Froriep, l. c., pag. 451 et 52.

(6) Wigand, l. c., vol. II, pag. 289 et 291.

(7) Zeller, l. c., pag. 122.

(8) El. de Siebold, l. c., vol. II, § 355.

beaucoup sur la conduite à suivre ; il opère si , après la rupture de la poche , l'extrémité engagée continue à descendre alors que la tête recule. Lorsque les tentatives de réduction ont échoué, Kilian (1), El. de Siebold (2) et beaucoup d'autres, tels que Capuron (3), Gardien (4), Schwarzer (5), conseillent de faire la version sur-le-champ.

Si nous essayons actuellement de fixer les conditions dans lesquelles il faut faire la version pelvienne, dans le cas de chute d'un membre thoracique ou des deux, il est évident qu'il ne peut y avoir de contre-indication à cette opération.

Elle sera indiquée :

a) Quand , la tête se présentant normalement au détroit supérieur, on reconnaît d'avance ou après quelques tentatives que le membre thoracique ou même les deux, qui se présentent, ne peuvent être réduits, et que leur présence empêche l'engagement de l'extrémité céphalique ;

b) Lorsque, dans le cas de chute d'un membre, il faut renoncer à faire l'engagement de la tête, parce que les circonstances ne sont pas favorables ; dans ce cas, la tête est trop peu mobile ou trop déviée, et la violence des douleurs ne permet pas de tenter l'engagement après que l'on a réduit ;

c) Si l'accouchement touche à sa fin, ou si l'on peut prévoir cette terminaison ;

d) Si enfin, le bassin étant peu rétréci , on peut espérer de faire passer plus facilement la tête par le détroit supérieur, en tirant les pieds les premiers, qu'on ne le ferait dans la position inverse. Cependant on doit, dans ce cas, agir avec une grande prudence, comme toutes les fois que l'on opère la version dans un bassin rétréci, et il faut, en tous cas, fixer l'extrémité supérieure à l'aide d'un lacet, pour l'empêcher de descendre en même temps que la tête.

(1) Kilian , *Operationslehre*, vol. I , pag. 324.
(2) El. de Siebold, *Lehrbuch der Geburtshülfe*, pag. 197 , § 456.
(3) Capuron, *l. c.,* pag. 179.
(4) Gardien, *l. c.*, vol. II , p. 486.
(5) Schwarzer, *l. c.*, vol. II , pag. 839 , § 676.

VIII. — Le forceps a été aussi employé dans les cas de chute des extrémités. Il est évident que, lorsqu'on parle de l'emploi de ce moyen, il ne peut plus être question de pratiquer la version ou la réduction, et, quand on a eu recours à ces deux derniers moyens, c'est avant la découverte du forceps. Tous les accoucheurs expérimentés sont partisans de l'emploi du forceps dans ces cas, et les observations dans lesquelles on s'en est utilement servi sont en grand nombre. Aussi est-il très-étonnant de lire, dans un ouvrage récent (1), que, dans ces cas, le forceps n'a jamais donné de succès. Voici textuellement la phrase dans laquelle cette opinion se trouve relatée : « Comme il arrivait » souvent, à la clinique d'accouchement, des femmes sur les- » quelles, pour une chute du bras du côté de la tête, on avait » inutilement essayé d'appliquer le forceps avant leur entrée à » l'hôpital, alors qu'après leur admission dans les salles on ré- » duisait facilement le membre, nous croyons que la chute d'un » bras ou d'une main du côté de la tête ne doit plus être regardée » comme une indication pour l'application du forceps. » Nous aimerions arriver à la conclusion suivante : la facilité avec laquelle on réduisait, à la clinique, était une preuve que l'emploi du forceps n'était pas indiqué antérieurement, et de là l'insuccès. Par cette explication, nous croyons être beaucoup plus dans le vrai.

Cette phrase est textuelle, ainsi que nous l'avons dit; mais les observations des premiers directeurs de la Maternité de Vienne sont en contradiction avec elle. Ainsi Zeller de Zellenberg (2) donne, dans ces circonstances, un conseil qui n'est pas tout à fait en rapport avec ceux de l'application du forceps ; Pried l'avait déjà donné. Les auteurs sont de nouveau en divergence d'opinion sur les cas d'application de l'instrument. El. de Siebold (3) prétend que la marche du travail influe autant sur l'emploi du forceps que sur la version. Osiander (4) croit l'usage du forceps indiqué, non par la chute d'un membre, mais par les

---

(1) Chiari, Braun et Spaeth, *l. c.*, pag. 27.

(2) Zeller, *l. c.*, pag. 123.

(3) El. de Siebold, *l. c.*, § 473 et 476.

(4) Osiander, *Handbuch der Entbindungskunst*, vol. III, § 133.

circonstances qui rendent nécessaire la prompte terminaison du travail. D'après Busch (1), il faut y avoir recours dans le cas de rotation vicieuse de la tête avec rétrécissement du bassin. Carus (2) le conseille s'il y a enclavement de la tête. La longueur exagérée du travail, le rétrécissement du bassin, l'épuisement des forces du sujet, le volume considérable et une direction vicieuse de la tête, sont, d'après Haselberg (3), des indications pour l'emploi de ce moyen. — Si le bras est un obstacle réel à la terminaison de l'accouchement, El. de Siebold (4) recommande le forceps et rarement la version suivie de l'extraction. — Rosshirt (5) signale deux cas dans lesquels il faut employer le forceps : l'un nécessite l'application tardive, l'autre une intervention immédiate. La chute de l'une des extrémités ou des deux peut, dit-il, diminuer l'amplitude du bassin et nécessiter l'application du forceps ; mais, comme il arrive que les forces de la nature suffisent pour terminer de pareils accouchements, on ne risque pas plus d'attendre que lorsque la tête est fixée ou enclavée. Au contraire, il faut se hâter d'opérer dans une seconde position du sommet, lorsque, en arrière de l'occiput, le bras est engagé dans la cavité sacro-iliaque gauche ; cette extrémité s'oppose ainsi à la rotation de la tête en avant, et il faut laisser avancer le membre jusqu'au moment où il s'engage dans le diamètre transverse : on rend ainsi plus favorables les conditions de l'application du forceps. — Enfin Scanzoni (6) préconise l'emploi du forceps lorsque la tête est profondément engagée avec le bras dans la cavité du bassin, et s'il arrive que, par ce fait, le mouvement de progression soit entravé, que le bras ne puisse pas être réduit et que les autres circonstances exigent une prompte terminaison du travail.

Selon nous, quand on veut donner les indications de l'application du forceps, dans le cas de chute des extrémités, il ne faut pas, ainsi que le fait Haselberg, les donner en général. Il ne faut pas non plus imiter la brièveté de Rosshirt, car, en

(1) Busch, *Handbuch,* § 789, pag. 349.
(2) Carus, *Gynackologie,* vol. **II**, pag. 524.
(3) Haselberg, *l. c.,* pag 183.
(4) Ed. de Siebold, *l. c.,* pag. 179.
(5) Rosshirt, *Lehrbuch der Geburtshülfe,* pag. 633, § 883.
(6) Scanzoni, *l, c.,* vol. **II**, pag. 432.

suivant exactement ces conseils, un commençant s'exposerait à s'engager dans une opération qu'il ne pourrait pas terminer. J'ai pu constater que l'extraction de la tête, dont le front est tourné en avant, présente de grandes difficultés quand le bassin n'est pas suffisamment développé, et ces difficultés sont augmentées d'une manière très-sensible par la présence du bras.

Il est sûr que dans ce cas, l'application du forceps devenant nécessaire, il n'y a pas à craindre que la peur ne hâte le moment de l'employer ; et, dans le cas où on l'applique un peu trop tôt, il faut d'abord avoir tenté la réduction. Enfin nous devons encore expliquer l'opinion de Scanzoni, quand il dit que la présence d'un obstacle mécanique n'indique l'emploi du forceps que lorsque les tentatives de réduction ont échoué et qu'il y a urgence de terminer l'accouchement. Quand il y a indication d'appliquer le forceps, on ne doit jamais tenter la réduction, sous peine d'insuccès, et il existe une indication formelle d'agir sans s'occuper des autres circonstances : c'est lorsque l'obstacle mécanique formé par le bras ne s'oppose pas au passage de la tête à travers le bassin.

Dans le cas de chute, il y a indication d'appliquer le forceps :

Quand le bras engagé gêne les mouvements de progression de la tête ou les empêche complétement ; cette partie se trouve retenue dans le bassin, soit par le défaut d'espace, soit par l'impossibilité d'exécuter les mouvements de rotation nécessaires pour la faire avancer. On comprend facilement que cet accident sera plus fréquent si le bras est épais, la tête volumineuse ou le bassin trop étroit. Ces dernières circonstances doivent ordinairement attirer toute l'attention de l'accoucheur, quand il s'agit d'appliquer le forceps, et sa sollicitude doit être d'autant plus éveillée, que l'on aura à agir dans un cas compliqué par la présence d'un membre thoracique ou même des deux, car dans ces cas il arrive que la solution de la question devient souvent très-difficile.

On doit alors appliquer le forceps d'après les règles ordinaires. C'est, selon nous, un véritable tour d'adresse de saisir ainsi le bras le plus éloigné, et les conseils que les auteurs donnent pour atteindre ce but nous paraissent inutiles. Il faut supposer une grande légèreté et une profonde ignorance dans le diagnostic pour saisir avec la cuiller la main placée le long de la tête. Nous repoussons complétement le conseil que donne Zeller, de tirer la main plus avant pour la saisir plus facilement, d'appliquer sur le côté opposé une branche du forceps et de tirer sur cette branche et sur le bras; il en est de même de celui qu'il donne en cas d'insuccès de cette tentative, d'appliquer l'autre branche du forceps et de tirer ainsi alternativement sur l'instrument et sur le bras préalablement entouré de linge. Nous rejetons aussi complétement le procédé de Wigand (1), que Froriep (2) regarde comme analogue. Le voici : il faut faire un nœud coulant autour du bras et le fixer au pivot du forceps de telle sorte que, par les tractions, la tête et le bras soient amenés également en bas. Par l'emploi de ce moyen, on diminue, ainsi que Kilian (3) l'avait déjà fait remarquer, les chances d'améliorer l'état des choses ; alors le bras ne peut plus, comme il arrive ordinairement, reculer derrière la tête; de plus, on aggrave inutilement la difficulté, par cela qu'en tirant à soi on diminue l'espace compris entre la tête et le bassin, ce qui gêne plus complétement les mouvements de rotation et de progression de la tête; enfin on oublie la facilité avec laquelle on peut, en agissant ainsi, produire des déchirures profondes du périnée, ce qui est un accident assez sérieux.

Pendant l'extraction, il faut examiner si la tête obéit facilement ou à de légers mouvements de rotation, ou à des mouvements latéraux, ou enfin à des mouvements alternes de haut en bas et de bas en haut, tout en ayant bien soin de profiter des douleurs et du secours donné par les efforts de la malade. Il faut surtout apporter la plus grande précaution au passage de la tête par le vagin. Il arrive le plus souvent que, pendant l'opération, la plus grande partie du bras, sinon la totalité, reste en arrière. S'il reste en partie et si l'on peut le sentir, il faut profiter d'un intervalle entre deux douleurs pour essayer de le porter en bas, en arrière, du côté de l'épaule, sur laquelle le tronc exécute sa rotation, puis on fait passer la tête seule.

IX. — Il nous reste à parler de l'embryotomie, de la perforation et de la céphalotripsie; ces divers procédés ont été souvent

---

(1) Wigand, *l. c.*, pag. 289.
(2) Froriep, *l. c.* pag. 438.
(3) Kilian, *Operationslehre*, vol. I, pag. 596.

mis en usage dans le premier temps de l'art des accouchements, alors que la version était peu employée, et avant la découverte du forceps. Depuis lors Deisch s'en est servi, et aujourd'hui on ne les conseille que dans les cas insolites. Fried (1) recommande de perforer la tête, de la vider et de procéder à l'extraction par les bras, lorsqu'on ne peut parvenir à saisir les pieds et que la tête, poussée en même temps que les bras dans le bassin, devient immobile. On est forcé de reconnaître que, dans un cas semblable, lorsqu'on a négligé de faire intervenir l'art au moment favorable et surtout si l'enfant est volumineux, si les extrémités sont fortes ou tuméfiées et si le bassin est peu développé, il ne reste plus qu'à recourir au procédé que nous venons d'indiquer. Dans ce cas, nous emploierions, de préférence à la céphalotripsie, la perforation et l'évacuation artificielle du cerveau, pour diminuer le volume de la tête; parce que d'une part, dans ce cas, l'introduction des instruments présenterait des difficultés, et que, de plus, la présence des extrémités peut apporter des obstacles à l'extraction. Dans la dernière opération, il sera nécessaire d'exercer les tractions en même temps et sur la tête et sur les extrémités.

§ XIII

Jusqu'à présent nous n'avons parlé que du traitement des cas où la présentation de la tête est compliquée par la présence ou la chute d'un membre thoracique ou des deux; nous allons étudier celui des cas dans lesquels la présentation d'un seul membre pelvien ou des deux, soit seul, soit accompagné d'un membre thoracique, vient compliquer la présentation de la tête. Dans ces circonstances, les auteurs ont proposé l'emploi de moyens qui ne sont pas très-différents les uns des autres. On a repoussé les pieds ou la tête, on a appliqué le forceps, on a même fait la perforation.

Busch (2) préconise l'emploi du premier moyen, quand la tête est située très-haut; Scanzoni (3) aussi a refoulé le pied dans

---

(1) Fried, *l. c.*, pag. 129, § 343.

(2) Busch, *l. c.* pag., 350, § 740.

(3) Scanzoni, *l. c.*, pag 432.

cette circonstance ; de plus, il prétend avoir fait, dans ce cas, la double manœuvre (1). On ne sait pas au juste quel est celui de ces procédés que cet auteur préfère, car on ne peut réduire que lorsque la tête est placée très-haut et qu'elle est encore mobile. Il constate seulement que dans trois cas il a pu réduire le pied, en s'aidant de la flexion dans le creux poplité.

Le second procédé, qui consiste à engager les pieds tout en repoussant la tête, est celui auquel on a le plus souvent recours. Parmi les partisans de ce moyen, il y a d'abord Mauriceau (2), qui l'a employé pour une chute du pied et du cordon, des deux pieds et des deux mains, d'un pied et d'une main : il refoulait premièrement la tête et le bras, puis il exerçait des tractions sur l'extrémité inférieure. De la Motte faisait de même ; on pouvait le prévoir d'après sa polémique contre la manière d'agir de Mauriceau, pour le cas de chute du bras. Alors même que, par la force des douleurs ou par suite des efforts intempestifs de l'accoucheuse, la tête, les pieds et le bras étaient également descendus, et que l'utérus comprimait l'enfant, il recourait à ce procédé et atteignait son but ; il exerçait sur les pieds une violente traction, que suivait tout d'un trait la sortie de l'enfant (3). Dans le cas de présence d'un pied et d'une main, la Siegemundin (4) recommande à ses élèves d'aller à la recherche de l'autre pied. Saxtorph (5) veut qu'on ait recours à la version pelvienne (il serait plus vrai de dire l'engagement du siége, car la version pelvienne ne peut plus être faite, puisque les pieds sont déjà engagés) ; Busch recommande ce procédé quand la réduction a échoué. Kilian partage l'opinion de Saxtorph, quand le déplacement de la tête est facile, recommandation que l'on ne saurait avoir trop présente à l'esprit. El. de Siebold, Ritgen et autres donnent des conseils semblables à ceux-ci.

Quelques accoucheurs ont employé le forceps, et beaucoup

---

(1) D'après Scanzoni, la double manœuvre consiste à repousser la tête en haut, tout en opérant simultanément des tractions sur les pieds.
(*Note du traducteur.*)

(2) Mauriceau, obs. 45 et 145.

(3) De la Motte, *l. c.*, obs. 286.

(4) Siegemundin, *l. c.*, pag. 41.

(5) Saxtorph, *l. c.*, pag. 171, § 173.

ont conseillé de s'en servir. Ainsi Osiander l'a appliqué dans un cas, alors que la tête était considérablement descendue, et que le bras et la jambe étaient aussi dans la cavité pelvienne; El. de Siebold recommande à ce sujet de refouler les extrémités en arrière contre l'articulation sacro-iliaque, afin de faciliter l'application de l'instrument. Kilian, Ritgen, Schwarger, Busch et autres, préconisent l'emploi de ce moyen, quand l'accouchement est accompagné de grands désordres.

Enfin, pour terminer de pareils accouchements, on a été forcé d'avoir recours à la perforation et à la céphalotripsie. Dans la clinique d'accouchement de Chiari, Braun et Spath, est rapporté un cas dans lequel les contractions continuelles de l'utérus empêchaient de porter les pieds en bas. Dans un cas semblable, nous avons été forcé de recourir à la perforation pour terminer l'accouchement. A la vérité, la position vicieuse du fœtus était produite ici par l'intervention malheureuse de l'art. Voici le cas: Un accoucheur est appelé près d'une primipare; par le toucher, il constate, dans une première position de la tête, qui est mobile au détroit supérieur, la chute d'une anse assez considérable du cordon, dont on sent les pulsations. Les douleurs, qui étaient assez régulières, n'accéléraient pas convenablement, suivant lui, la marche du travail; il applique le forceps et opère quelques tractions, qui donnent d'autant moins le résultat désiré, que les douleurs cessent de suite après l'application de l'instrument. Il est conduit ainsi à enlever le forceps, et il commet l'erreur d'essayer en même temps la version pelvienne. Il introduit la main, saisit le pied droit, et, ne pouvant trouver l'autre, il tire sur celui qu'il tient, et l'engage dans le vagin presque jusqu'au genou. Mais là son action est arrêtée, car l'utérus, déjà irrité, ne permet pas de compléter la version. En cherchant à saisir le pied gauche, il fait présenter le bras du même côté, et porte encore plus la tête sur l'os iliaque gauche. Toutes les tractions, la double manœuvre elle-même, sont infructueuses. L'utérus commence alors à se relâcher de sa rigidité; sans que les douleurs deviennent plus sensibles. Il réclame l'intervention d'un confrère, qui, ne pouvant saisir avec la main le pied engagé, applique le crochet au-dessus du genou, et au lieu du fœtus amène la cuisse hors de la vulve.

On m'appela vingt-quatre heures environ après ces essais

infructueux, et je trouvai la malade dans un état déplorable. Les parois utérines avaient la dureté de la pierre ; en relâchant de temps en temps, on ne pouvait sentir aucune des parties de l'enfant ; dans le vagin, chaud et tuméfié, on sentait, en arrière des parties descendues et en partie mutilées, la tête déviée à gauche. Je fis appliquer des cataplasmes chauds, donner des injections tièdes et quelques cuillerées de teinture d'opium : sous l'influence de ces moyens, employés dans le courant de la nuit, les crampes de l'utérus cessent et les douleurs régulières reparaissent. J'essayai encore, mais inutilement, d'engager le siége de l'enfant, qui était complétement putréfié ; alors je fendis la tête à l'aide du ciseau de Smellie. Le cerveau s'écoula sur-le-champ, la tête fut comprimée par l'utérus, et, environ deux heures après, l'accouchement se termina par la sortie complète de l'enfant. Nous ne savons si de pareils cas peuvent se présenter dans le cours naturel du travail, mais ce n'est guère probable.

D'après ce court aperçu, on voit que, dans le cas de chute des membres inférieurs, venant compliquer une présentation de la tête, on n'a pas proposé quelques moyens fortement préconisés pour le cas de chute des membres supérieurs, ce qui vient peut-être de ce qu'on n'a eu que très-rarement occasion de s'en servir. Il est à peine besoin de dire que, dans un accouchement à terme, on ne peut songer à l'expectation ; dans un cas spécial d'accouchement à sept mois, ayant trouvé la tête dans le bassin, je laissai à la nature le soin de terminer le travail, et cela sans danger pour la mère et pour l'enfant. On n'a pas songé à mettre les extrémités dans leur position normale, excepté dans les cas où il est nécessaire d'appliquer le forceps ; mais, quand le forceps est indiqué, il n'est pas facile de remettre les extrémités dans leur situation normale, et, quand cette opération est possible, il est plus rationnel d'engager le siége. Personne n'a songé à pincer les pieds, et cependant, en raisonnant par analogie, on pouvait espérer que les parties engagées se retireraient plus facilement que dans le cas de chute de la main. Dans ce cas, la tête n'est pas trop éloignée du détroit supérieur. — Enfin la position de la malade, sur laquelle on a tant insisté dans les chutes des extrémités supérieures, n'a pas même été mentionnée, et cependant elle doit, dans ces circonstances, offrir au moins autant d'avantage, surtout si les eaux de l'amnios ne sont pas écoulées. Si l'on pense en même temps à réduire une main, et si le pied est refoulé par le fait de la réduction, une bonne position peut être avantageuse : par exemple, faire coucher la malade sur le côté gauche, si la chute a lieu à droite. On aidera la position en soulevant le fond de l'utérus et en poussant sur le côté où la déviation se produit, jusqu'à ce qu'on obtienne un engagement complet de la tête.

Parmi les procédés, celui qui a obtenu le plus de confiance est l'engagement du siége, en agissant sur un seul pied ou sur les deux à la fois. Après que les accoucheurs ont eu proposé ce procédé, une fois l'engagement opéré, on laissait à la nature la terminaison du travail, ou, de suite après l'engagement, on pratiquait l'extraction par les pieds. Quand on choisit ce dernier moyen, il faut, avant tout, se bien garder de tirer sur le pied qui se présente, sans que la tête soit repoussée en haut ; en négligeant cette précaution, il peut arriver que, l'utérus se trouvant serré autour de l'enfant, on ne pourrait plus faire descendre le siége du côté de la tête, et, par suite, chaque moyen employé en vue de sauver la mère et l'enfant deviendrait un obstacle. Selon nous, dans les conditions que nous venons de citer, il est, en général, inutile de chercher à saisir l'autre pied pour pratiquer l'engagement du siége, quand l'écoulement des eaux n'a pas eu lieu ou quand l'enfant est mobile ; il suffit de tenir un pied, comme on peut s'en convaincre en opérant la version dans la position du sommet. Au contraire, si les eaux sont écoulées depuis quelque temps déjà, si l'utérus est fixé autour du fœtus, si les douleurs sont fortes et l'enfant volumineux, il est bon de tirer sur l'autre pied, si on peut le saisir, car la double manœuvre échoue très-souvent quand il y a une pareille courbure du tronc, et il devient très-difficile, sinon impossible, de tirer plus tard le second pied, opération qui présente de grands dangers pour la mère et pour l'enfant. Il est évident que, à moins de complications qui nécessitent une prompte terminaison de l'accouchement, on doit, après l'engagement du siége, laisser à la nature le soin de terminer le travail.

Pour terminer, si nous nous posons la question suivante : Quels sont les cas dans lesquels il faut employer les procédés que nous venons de citer? nous trouvons que la réduction est indiquée :

1º Si la tête a pris une position régulière au-dessus du détroit supérieur ou à son niveau ; si une des extrémités inférieures n'est pas descendue trop avant de son côté, si les douleurs sont bonnes et s'il n'y a pas d'indication de hâter la marche de l'accouchement. La réduction est ordinairement facile. Le mouvement de progression du fœtus présenterait plus de difficultés ; car, en repoussant le pied, on ne fait pas disparaître la courbure du tronc, ce qui n'est possible qu'en le tirant en bas, et, par suite, les douleurs se ralentissent. Après la réduction, il faut retenir le pied jusqu'à ce que la tête soit fixée et rende une nouvelle chute impossible. Notre propre expérience ne nous permet pas de juger si la réduction donne de bons résultats dans le cas de chute des deux pieds, mais nous devons le croire, puisque nous l'avons vue réussir dans un cas que nous avons raconté précédemment, dans lequel il y avait chute des deux bras, d'un pied et du cordon ;

2º Si la tête n'est pas dans une situation normale, si elle est déviée d'un côté et si l'on trouve en même temps les conditions dans lesquelles on doit pratiquer l'engagement de la tête déviée : alors on doit réduire le pied, engager la tête et tâcher de la fixer par la position et des manœuvres intérieures. Il est cependant probable que ces manœuvres sont rarement suivies de succès; car, par la réduction, on ne fait point disparaître la position vicieuse du tronc, qui tend toujours à provoquer une nouvelle direction de la tête.

L'engagement du siége sera indiqué :

Si la réduction ne réussit pas dans le premier cas et l'engagement dans le second, ou si cette dernière opération est formellement contre-indiquée; de plus, si l'extrémité inférieure est profondément descendue, ou encore si l'on prévoit qu'il y aura bientôt indication d'accélérer la marche du travail, ou si cette indication existe. Dans le cas de chute de plusieurs extrémités, on doit préférer ce moyen à la réduction, qui présente plus de difficultés. Si un obstacle s'oppose à l'entrée du siége, il est produit par la tête ou par l'autre pied : dans le premier cas, on doit mettre un lacq autour du pied, refouler d'abord la tête, puis tirer le pied en bas; dans le second, on doit faire descendre le second pied et faire l'engagement des deux pieds. On doit agir avec la plus grande prudence dans l'une ou l'autre de ces opérations, surtout si le travail a déjà duré longtemps et si l'utérus se trouve dans un état d'inflammation ou d'irritation. Il faudra, dans ce cas, faire disparaître au préalable cet état morbide.

On ne doit employer le forceps que lorsqu'on n'a pas agi au moment favorable. Les indications de son emploi n'étant pas bien évidentes, on s'en servira dans les trois circonstances suivantes :

1º Une forte opposition à la terminaison de l'accouchement par l'étroitesse du bassin, occasionnée par la présence du membre inférieur;

2º Une position vicieuse de la tête, dont le mouvement de rotation est empêché par la présence de l'extrémité inférieure et qui nuira à la marche de l'accouchement;

3º Enfin un retard ou l'arrêt du mouvement de progression de la tête, occasionné par une très-grande flexion du tronc, quand il y a présence de l'extrémité inférieure.

Ces considérations seront d'autant plus formelles que le bassin sera petit et le fœtus volumineux.

La perforation et la céphalotripsie ne sont indiquées que dans quelques cas désespérés. Il est clair que l'on n'aura recours à ces opérations que si toutes les autres méthodes ont échoué, et surtout l'application du forceps; et si l'on peut espérer de terminer l'accouchement en diminuant le volume de la tête, si le fœtus est réellement mort, on peut y avoir recours sans autre forme de procès. Comme il y a d'ordinaire indication de terminer rapidement le travail, on doit donner la préférence à la céphalotripsie. Les obstacles invincibles apportés à l'emploi de ce moyen feront seuls choisir la perforation.

§ XIV

En parlant du traitement des accouchements compliqués de chute des extrémités, nous n'avons envisagé les douleurs que d'une manière superficielle; aussi croyons-nous utile de dire encore quelques mots à ce sujet. Il est évident que la régularité de la force et de la direction des douleurs n'a pas une faible importance, et que les troubles qui surviennent dans leur nature pendant ce traitement sont dignes de la plus grande attention. Tous les obstacles que le bras ou la jambe opposent aux mouvements de progression et de rotation de la tête sont énormément augmentés s'il survient en même temps des contractions vicieuses de l'utérus. Dans ce cas, il n'y a rien à attendre de la nature, et souvent l'art ne peut intervenir avant d'avoir fait disparaître l'anomalie. Des douleurs très-fortes et persistantes, des crampes de l'utérus opposeraient à chaque méthode de traitement des obstacles insurmontables. Alors on doit chercher à les faire disparaître, mais souvent il est difficile d'atteindre le but qu'on se propose; car, comme dans les positions vicieuses, le fruit lui-même entretient l'état pathologique.

D'autre part, si les douleurs sont trop faibles, il faut agir avec prudence pour les augmenter; car, quand il n'y a pas rapport des proportions, les douleurs faibles aident aussi bien la nature ou l'art. Cependant il peut être utile de ranimer ou d'augmenter de suite la force de l'utérus, si l'obstacle mécanique a été écarté, comme, lorsque après la réduction seule ou suivie de l'engagement, il devient nécessaire de fixer la tête.

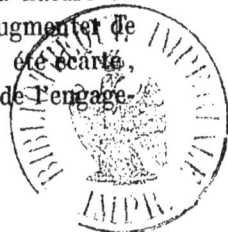

FIN

MONTPELLIER — IMPRIMERIE GRAS
Tiré sur presse mécanique